5ème EDITION

MON MAL EST UN CALVAIRE
(ÉDITION RÉVISÉE)

∽∾

L'enfer de la maladie de Verneuil

∽∾

Par
Doriane GOHAUD
Et
René LA PLANETA

Dédicace :

A ma famille, Maman, ma petite sœur Anne-Sophie, mon neveu et ma nièce, Maxence et Solène, si pleins d'attentions, à Farid mon compagnon ; à tous mes ami*(e)*s, pour leur abnégation, pour le réconfort de leur soutien indéfectible depuis le début de mon enfer.

Une mention pour Céline Kuzik, mon amie des temps difficiles, qui me fut un grand soutien moral en dépit de ses propres épreuves.

A toutes celles, à tous ceux, que le hasard d'un destin aveugle a frappés de cette calamité que représente la maladie de Verneuil. Puissent-ils trouver à travers mes mots le reflet des souffrances qu'ils endurent, et qu'ils ne peuvent faire connaître, faute d'une audience à leur écoute. Mon vœu est de leur apporter, à travers mon témoignage personnel, un complément de courage à celui qu'ils manifestent déjà face à l'épreuve qu'ils subissent dans le silence, et souvent dans l'isolement, tant il est vrai que notre humanité tend à s'éloigner de ceux qui souffrent et pleurent, comme si elle craignait la contagion.

Puissent mes compagnons d'infortune partager avec moi l'espoir qu'une solution prochaine viendra mettre fin à notre existence de damnés.

Doriane GOHAUD

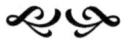

L'auteur :

Doriane Gohaud a vu le jour dans la région parisienne le 13 Octobre 1965.
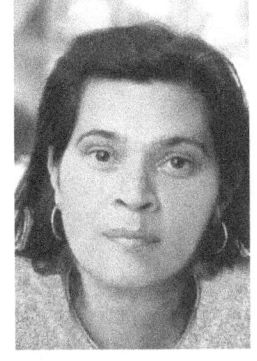
Après des études primaires traditionnelles, peu portée sur l'école, elle souhaita très tôt s'orienter vers une activité professionnelle. Ayant toujours été intéressée par le désir de se rendre utile et de servir, son choix s'orienta vers l'assistance aux abandonnés et aux démunis sans défense. A cette fin, elle effectua des stages dans des établissements spécialisés dans l'hébergement et l'encadrement des personnes en état d'insuffisance mentale, avant de se tourner vers les handicapés et polyhandicapés. La découverte de cette population et de la détresse qui la touche, décidèrent de sa vocation. Usant de l'appui de sa mère, secrétaire à l'ADAPEI[1] de Valfleury, dans la Loire, elle put, dès l'âge de dix-huit ans, prendre du service auprès des oubliés de notre humanité. Malgré les difficultés de la fonction, en dépit des contraintes d'un labeur pénible et parfois rebutant,

---

[1] **ADAPEI :** *Association Départementale des Amis et Parents de Personnes déficientes Intellectuelles.*

elle s'épanouit dans le ressenti du bonheur que procure le dévouement à ses semblables.

C'est avec un courage et une obstination de fourmi qu'elle poursuivait sa mission quand le destin se manifesta, en la frappant de ce mal terrible et incurable que représente la maladie de Verneuil. Cela ne l'empêcha pas de poursuivre sa tâche, malgré la souffrance et le handicap. C'est à la suite de son propre calvaire et de la découverte de l'abandon auquel sont livrées les victimes de cette affection épouvantable, qu'elle décida de témoigner en rédigeant cet ouvrage avec l'aide d'un ami de sa famille. Son livre nous révèle l'existence d'un monde de souffrances et d'horreurs que nous côtoyons chaque jour à notre insu; c'est un appel aux gens de cœur, qui ne sauraient demeurer indifférents à la détresse de ces millions d'enfants, de femmes, et d'hommes *(Estimés à plus de 1 % de la population mondiale)* qui ont vu leurs vies détruites par la peste insidieuse que représente la maladie de Verneuil...

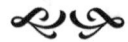

> *... J'en suis venu à chanter mon mal et à le crier aux passants, pour appeler à moi la sympathie des inconnus les plus lointains...*
>
> Pierre LOTI
> *(Le roman d'un enfant)*

Prologue :

La plupart d'entre nous considèrent que la vie est une chose commune que chacun reçoit en toute équité. J'ai longtemps partagé ce point de vue qui me semblait empreint de logique. Une jeunesse tranquille, sous un ciel n'ayant pas connu de gros nuages, me conforta dans cette conviction qu'une nature clémente et juste accordait à chacun des chances égales. Rien autour de moi ne laissant supposer le contraire, je me fis de cet état de chose une philosophie. Le récit que je m'apprête à confier au papier viendra, hélas, s'inscrire en faux contre cette idée préconçue, démontrant, s'il était besoin, que rien n'est plus fantaisiste et inconséquent que la création, dont l'équité est le dernier des soucis. Sans m'insurger contre un fait auquel je ne puis rien, il m'arrive cependant de m'interroger sur le pourquoi de cette loterie du destin qui fustige et frappe à l'aveuglette les humains, traités comme des objets de jeu. Cela conduit parfois à une question que souvent se posent ceux qui sont nés sous l'égide d'une mauvaise étoile : *« Pourquoi moi ? ...»*

CHAPITRE I

Il était une fois...

ೲ

Il était une fois... C'est par ces mots que commencent toujours les belles histoires. A la manière d'un navire quittant majestueusement le port pour amorcer un long voyage, la vie prend son essor au berceau avec, pour différence, que de son voyage elle ne révèle que le point de départ; masquant sa destination et, plus encore, l'état de l'océan sur lequel elle va nous faire naviguer. Celui-ci a ses humeurs; tantôt clément, tantôt en furie. Nos existences, ainsi, se trouvent dans la dépendance de ses caprices. Tel fera une traversée idyllique là où un autre se heurtera à des tempêtes démentes. Les prémices annonciatrices des cyclones sont fréquemment absentes, nous laissant à la merci des éléments, sans possibilité de nous prémunir contre les méfaits de la tourmente à venir. C'est ainsi que j'entrais dans l'existence par un jour de beau temps où tout semblait serein. - Le 13 Octobre 1965, au seuil de l'automne, dans la région parisienne, arriva sur cette terre une charmante petite fille qui reçut de ses parents le prénom de Doriane, que ses copains de l'adolescence transformeront en *"DOD"*. Petite frimousse au fond d'un berceau, ce bébé, c'était moi. Rien ne me distinguait vraiment des autres enfants qui, le même jour, avaient ouvert les yeux sur le monde, dans l'ignorance de ce que celui-ci leur réservait...

J'étais, paraît-il, adorable, bien que cette opinion puisse être relativisée, du fait qu'elle était émise par mes parents dont l'avis, comme celui de tous les parents, pouvait être entaché de parti pris, comme il se doit. Mes deux premières années d'existence se passèrent sans problèmes, entourée de l'affection des miens. Hélas, comme j'atteignais mes deux ans et demi, pour des raisons qui lui appartiennent, Papa nous quitta, maman et moi, ce qui nous valut d'aller loger chez mes grands-parents maternels qui habitaient dans le nord de la France, dans un environnement passablement différent. Je ne ressentis pas vraiment les effets immédiats de ce changement consécutif au divorce des auteurs de mes jours, vraisemblablement du fait de mon âge. Je me souviens pourtant, aussi surprenant que la chose puisse paraître, de ce premier bouleversement de ma vie. Bien que négatif, ce changement eut cependant une compensation venue de l'affection débordante que me témoignèrent mes grands-parents, pour lesquels, dès le jour de ma naissance, j'étais devenue le nombril du monde. En dépit de toutes les attentions dont j'étais le centre, je fis, me dit-on, une petite dépression. Je connus, un peu plus tard, l'expérience d'un début de scolarisation dans une institution religieuse, dont les seules réminiscences marquantes portent sur l'abondance des larmes que je ne cessais de verser.

Maman étant encore en ce temps au printemps de la vie ; elle fit la connaissance d'un monsieur, un peu plus jeune qu'elle, qui, dans la logique des choses, devint à un moment mon second papa. La jeunesse des nouveaux époux finit par porter ses fruits, et c'est ainsi qu'au beau milieu de l'été 1971, le 2 Juillet, la famille reconstituée s'agrandit d'une petite sœur qui fut prénommée Anne-Sophie. Je me trouvais enchantée de sortir de ma solitude avec l'arrivée du nouveau bébé, que je fus on ne peut plus ravie d'accueillir. Notre différence d'âge me conduisit très vite à la considérer comme une nouvelle poupée, offrant le privilège de dire très tôt *"Papa", "Maman"*, et, merveille des merveilles, de faire pipi toute seule dans son lit, sans qu'il soit nécessaire de la remplir d'eau comme les bébés jouets du commerce.

Mon second papa me traitait dans ma prime jeunesse comme sa propre fille. - Par suite de contraintes professionnelles, nous dûmes quitter le nord de la France, pour nous installer à Sorbiers, un gentil petit village de la Loire à proximité de Saint-Etienne. Ce déménagement fut pénalisant par la perte de toutes les relations avec le voisinage qui, au pays des Ch'tis, équivaut à une seconde famille. En ce qui me concerne, l'évènement marqua par suite de la rupture avec mes grands-parents que je chérissais et qui me rendaient mon affection au-delà du possible. Mais, comme rien n'est jamais irrémédiable, bien que limités, des arrangements furent pris pour que deux ou trois fois l'an, je puisse connaître la joie des retrouvailles avec ce Pépé et cette Mémé que j'adorais. La région Stéphanoise disposant d'importantes ressources naturelles, nous nous organisâmes pour multiplier les excursions au bord de la Loire, entre autres lors de *"journées barbecues"*, où nous pouvions nous éclater en jouant à Robinson.

La vie ne s'encombrant pas de considérations, je m'adaptais à ma nouvelle existence avec la joyeuse insouciance qui caractérise les enfants de mon âge d'alors. Pleine de santé et d'énergie, je m'inscrivis à la société locale de *"l'Arc en ciel"* pour y pratiquer la gymnastique, sport auquel je m'adonnais avec une énergie qui me permit d'y briller. Ma petite sœur suivait, dans la foulée, ce qui m'autorisait à jouer un peu à la cheftaine, sans que, pour autant, cela nuisit à notre bonne entente. Ce tempérament de cheftaine devait, je pense, faire partie de mon profil, si j'en juge d'après les dires de mes copines de l'époque qui, malgré tout, me supportèrent avec bonhommie; peut-être parce que je m'arrangeais toujours pour les choisir plus jeunes que moi. C'est ainsi que je peux dire que mon enfance ne fut pas malheureuse sans, pour autant, la qualifier d'heureuse. Quelque chose cependant couvait, qui prit corps quand j'entrais dans le temps de l'adolescence. Après la mort de mes grands-parents maternels, qui me toucha profondément du fait que, depuis toujours, ils avaient été pour moi une part de mon soleil, l'attitude de mon beau-père se modifia, passant d'une tolérance tranquille à un autoritarisme qui alla crescendo. La chose, à un moment, tourna à une véritable persécution où, par l'autorité que lui conférait son droit de chef de famille, il se mit à me harceler, passant sur moi ses humeurs, m'interdisant la fréquentation de mes amis, s'opposant à la moindre de mes sorties, mettant son véto à toutes mes tentatives d'évasion dans des activités susceptibles de me soustraire à son autorité. Bien que je ne pusse me plaindre de gestes déplacés, le nouvel état intervenu fit de mon existence celui d'une véritable recluse, jusqu'à ce que je parvienne à ma majorité, où je repris la libre disposition de ma personne, avec la bénédiction de ma mère qui, pour ne pas mettre en péril le semblant d'harmonie qui régnait au foyer, était demeurée le témoin impuissant de ma contrainte.

Dotée d'une nature enjouée, j'ai toujours manifesté de l'intérêt pour les gens de mon entourage. Comme déjà dit, je n'aimais guère l'école, et le collège en particulier; ce qui me conduisit à rechercher rapidement une évasion dans le travail, qui m'amena à m'inscrire à un cours d'apprentissage de coiffure pour dames. Je passais avec succès, bien que sans conviction, mon CAP de coiffeuse et j'entrais dans un salon. Les journées au salon de coiffure devinrent vite une activité pesante, durant laquelle il me fallait écouter, avec une sympathie feinte qui m'était pénible, les propos superficiels et les papotages assommants des bobonnes clientes de la boutique, qui me considéraient comme un auditoire privilégié et à merci. Ma majorité m'apportant la libre disposition de moi-même, je me mis en quête d'une profession conforme à mes attentes. Ayant entendu parler des personnes handicapées, je prospectais dans cette direction. Mon premier contact avec ce milieu m'éclaira sur ce que serait ma vocation : *"Éducatrice auprès des personnes handicapées"*. Être utile aux autres, là devait s'établir mon devenir.

Mes parents ayant fait construire une maison dans la région de Valfleury, toujours dans la

Loire ; Je dû faire face à une nouvelle rupture avec mon environnement. Plus de copains connus, plus de copines, plus de club de sport, bref un nouvel état d'isolement. Mais, la chose ne dura pas ; dotée d'une nature communicative, je ne tardais pas à me refaire des connaissances avec lesquelles se constitua une petite bande qui devint le remède à mes crises de spleen. Usant de ruses de Sioux, grâce à la complicité des uns et des autres, je parvins à fréquenter mes premiers bals. Ce fut le temps de la découverte des émois sentimentaux. A la manière des princesses de contes d'enfants, j'eu l'impression de pénétrer dans un royaume inconnu fait de bonheur, de rêve, et de félicité. Comme cela se constate souvent, l'ajout de la difficulté vaincue donna du piquant à la chose, plaçant cette période de mon vécu au premier rang des beaux souvenirs de ma jeunesse.

Un évènement pour moi de grande importance devait cependant marquer cette période de mon existence : Mon Beau-père, bien qu'à peine âgé de quarante-deux ans, mourut d'un cancer consécutif à l'abus d'alcool et de tabac. Au risque de me voir considérée comme un être insensible, je ressentis ce décès comme une libération, bien qu'il m'attristât pour ma petite sœur qui, elle, en fut touchée.

A proximité de notre nouvelle résidence, se trouvait un établissement d'accueil des personnes déficientes intellectuelles. Le hasard voulut que maman, secrétaire de profession, y retrouve un poste dans lequel, ses mérites reconnus, elle accéda rapidement à des responsabilités. Prenant pour référence quelques stages que j'avais pu effectuer dans des établissements pour handicapés intellectuels en 1984, l'ADAPEI procédant à un recrutement de personnel, je fus engagée à un poste qui allait rapidement devenir un métier ; *Mon métier*.

Tous les évènements survenus avaient transformé notre vie. Nous avions à présent un foyer où l'amour régnait entre les trois femmes qui l'occupaient : Ma mère, ma petite sœur, et moi-même. Un autre fait heureux allait se produire, je rencontrais celui qui allait devenir mon compagnon. Le pauvre ignorait à cette époque ce qu'allait lui coûter, de dévouement et d'abnégation, l'amour qu'il me portait mais, j'en reparlerais plus tard.

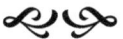

CHAPITRE II

Un monde d'Extraterrestres

Bien qu'ayant très jeune effectué des stages dans des établissements pour personnes handicapées, mon arrivée à l'ADAPEI fut pour moi, conjointement, une découverte et une profonde émotion. Je me trouvais submergée par des sentiments confus. La perte de repères dans mes relations avec mes nouveaux patients et une profonde tristesse devant la situation où ils se trouvaient. Le terme situation, précisons-le, ne fait pas référence ici à une situation matérielle ou de confort car, sur ce plan, l'établissement et son personnel spécialisé offraient ce qu'il y avait de mieux. ; je parle de mon ressenti devant des personnes appartenant à un univers si différent de celui que je connaissais. Mon émotion fut profonde quand je me trouvais en contact avec des êtres jeunes *(Certains avaient mon âge)* que leurs difficultés mentales enfermaient dans un monde à part. Je garde le souvenir d'un jeune autiste au visage angélique, qui me bouleversa en posant sur moi un regard plein de douceur et d'intelligence, auquel je ne pus répondre, en l'absence d'un langage adapté à notre communication.

À l'image de beaucoup de nos semblables, mon ignorance me faisait imaginer le monde des inadaptés intellectuels comme celui de gens vivant dans un état végétatif qu'avait fui toute humanité. Quelle ne fut pas ma stupéfaction de découvrir des êtres profondément vivants, avec des attentions et des élans parfois attendrissants comme des gestes d'enfants. Des êtres vulnérables et dépourvues de méchanceté auxquels je m'attachais spontanément. Comme vous l'aurez constaté, je n'ai pas employé le terme d'handicapés ou d'attardés mentaux ; cela ne leur correspondait pas. Comme le confirmeront tous ceux qui travaillent à leur contact, ils sont éminemment sociaux et soucieux de bien faire. Même chez ceux que touchent des insuffisances extrêmes, la vie est là, présente ; je serais tentée de dire *"aux aguets"*, comme s'ils s'efforçaient de s'évader de leur tour de silence au moindre éclair de lucidité.

Je découvris un peu plus tard le monde de ceux qui, au point extrême de la déficience, étaient dans un état de complète absence et qu'il fallait totalement prendre en charge. J'admirais dans l'instant le courage et l'exceptionnel degré de dévouement des personnels chargés de la tâche pénible de leur accompagnement. Des jeunes femmes souvent, qu'aucune corvée ingrate ne saurait rebuter. Bien qu'elles s'en montreraient étonnées si on le leur disait; elles sont les anges gardiens de ces hommes, de ces femmes et de ces enfants, frappés par les aléas d'une nature aveugle et indifférente, pour ne pas dire impitoyable.

Je terminais ma formation de Monitrice Éducatrice en 1992 en échouant, malheureusement, à l'obtention de mon diplôme. Les exigences financières de l'existence me mirent dans l'obligation d'entrer sans attendre dans le monde du travail. En dépit de mon échec à l'obtention du diplôme de Monitrice, la formation reçue et l'expérience acquise auprès des personnes handicapées m'ayant dotée d'une compétence recherchée, j'obtins un CDD au village Saint-Exupéry de la Croix-Rouge, à Saint-Chamond, dans la Loire. Mon expérience me permit une rapide intégration au sein des équipes soignante de l'organisation. Les collègues que je rencontrais là me furent d'un grand secours dans mon adaptation. Je leur dois de m'avoir appris ce que l'on pourrait nommer l'A.B.C du métier. Avec une patience sans faille, elles m'initièrent à la prise en charge des personnes polyhandicapées dans tous les actes de la vie quotidienne : Se lever, se nourrir, marcher, se laver, avec l'ensemble incontournable et contraignant des besoins sanitaires. Cette aide me fut d'autant plus précieuse que mes acquis véritables se situaient au niveau de l'expérience associée à mon séjour auprès des déficients intellectuels, durant ma formation de Monitrice Éducatrice. Les personnes que l'on me confiait à cet instant appartenaient à un groupe passant une part essentiel de son temps en C.A.T[2]. Ce centre ayant pour objet de former les handicapés, en les dotant d'un savoir professionnel adapté les conduisant, dans le meilleur des cas, à l'autonomie. Je remplissais auprès d'eux un rôle éducatif en les accompagnants dans leur quotidien. Certains de mes patients étaient touchés par des polyhandicaps les privant de toute autonomie. Beaucoup étaient en fauteuils roulants en subissant, de surcroît, la contrainte d'un corset rigide. L'étendue de ces types de handicaps rend particulièrement difficile le travail d'assistance associé à ces personnes. L'organisation les rassembles en

---

[2] **C.A.T :** *Centre d'Aide par le Travail.*

"Groupes de vie" comportant six patients, que suivent des Aides-soignantes et des A.M.P[3], appelés à prendre intégralement en charge les résidents.

La nouveauté du travail désempare au début, car née de la difficulté d'entrer en communication avec les personnes confiées à nos soins. On se trouve déstabilisé, voire démuni par leur incapacité à s'exprimer verbalement, mais aussi corporellement, par gestes, ne fusse que par l'émission de ces signaux élémentaires que représentent un sourire ou une simple mimique; toutes choses rendant complexe la détection de leurs besoins et de leurs attentes, du fait de notre incapacité à lire un message sur des visages parfois privés de toute expression. A la longue, cela déstabilise les soignants qui se rongent la matière grise en questions portant sur *: "Comprend-t-elle ce que je lui dis ?" "at-il mal quelque part ? Souffre-t-elle ?" ' at-elle, ou at-il, besoin de quelque chose ?"* Ce sont là des situations épuisantes, sinon usantes à la longue. Les assistants et assistantes sont amenés à déployer des trésors d'ingéniosité pour rompre le silence et pénétrer dans le monde fermé de leurs malades, dont certains n'ont pas même conscience du monde qui les entoure. D'autant que chaque cas est spécifique. On pourrait dire que les handicaps se suivent et ne

---

[3] ***A.M.P :*** *Aide **M**édico **P**sychologique.*

se ressemblent pas ; chacun assurant sa survivance selon ses propres ressources. Au-delà du stress et de la tension psychologique, le personnel des centres de soins et d'assistance aux personnes handicapées se voit, par ailleurs, confronté aux efforts physiques qu'imposent les manipulations fréquentes qu'il leur faut opérer sur leurs malades.

Les difficultés de notre métier sont cependant atténuées par la solidarité, et l'esprit d'entraide qui règnent entre collègues travaillant sur ce que l'on dénomme : *"Les groupes de vie"*. Sous ce vocable, évoluent des gens dont le monde extérieur ne soupçonne pas le quotidien, et ce que peuvent vivre à leur contact ceux qui ont la charge de leur bien-être dans un univers à des lieux du commun. Ce sont ces particularismes qui rendent passionnant notre métier malgré ses fatigues et son coté harassant.

Le terme passionnant se justifie par la constante remise en cause de la pratique professionnelle, consécutive au comportement changeant de patients instables en permanente évolution. Si la prise en charge de Monsieur ; ou de Madame "X", s'est bien passée un jour, rien ne garantit qu'il en ira de même le lendemain. Les sujets confiés à nos soins ont des profils propres qui exigent des prises en charge spécifiques. Particularismes liés aux itinéraires à l'origine de leur arrivée dans le centre ; qu'il s'agisse de leurs vies, de leurs milieux ou de leurs parcours médicaux. Les personnes concernées sont souvent *"placées"* du fait de leur situation particulière; pour leur bien, cela s'entend. Beaucoup sont très jeunes à leur entrée en IME *(Institut Médico-Educatif)* et dans la dépendance d'un handicap évolutif. Il m'est arrivé de voir des pensionnaires rejoindre le Centre-Village Saint-Exupéry en jouissant de leur autonomie de déplacements avec l'usage d'un déambulateur, et de les retrouver, quelques années plus tard, dans un fauteuil roulant. C'est ainsi que notre charge de travail s'alourdit en se compliquant, par suite de l'absence de recrutement de personnel supplémentaire, affecté à des tâches spécialisées autorisant la continuité de la qualité des soins.

La situation des malades varie avec leur origine sociale. Il ne s'agit pas ici nécessairement de la notion de revenus, mais de niveau éducatif ou d'environnement culturel. C'est ainsi que je travaille actuellement auprès de six résidents disposant d'un état de conscience équivalent, mais accusant des différences d'âges conséquentes de l'ordre d'une vingtaine d'années. D'évidence, leurs goûts varient en conséquence et, tel qui, pour se distraire, appréciera l'écoute d'un chanteur tel que *"Garou"* ou *"Stromae"*, ne partagera pas le plaisir de ceux qui penchent pour *"Brel"* ou *"Barbara"*. Il en va de même pour l'ensemble des activités, allant des sorties au choix des vêtements, voire de la nourriture. Notre mission étant de les aider en les satisfaisant de notre mieux, ces écarts dans les attentes nous créent parfois un véritable casse-tête chinois, d'autant que nos ressources de recours sont forcément limitées.

Autres diversités, certaines personnes sont aptes à utiliser des fauteuils roulants mus par l'usage des mains et des bras *(Elles sont dites "Manuelles"),* capables d'une certaine autonomie par disposition de un ou de deux bras. Cette capacité pouvant être exploité par le jeu des réflexes, ne peut souvent se compléter par le pilotage des fauteuils motorisés à l'aide de moteurs électriques. Ceux-ci, exigeant des ressources intellectuelle imposant la capacité de discrimination entre appuyer sur un *"bouton"* de démarrage, en prolongeant l'action par l'usage d'un *"joystick"* gérant la trajectoire et la vitesse de déplacement de la chaise. L'insuffisance intellectuelle des pilotes aurait vite fait de transformer les couloirs du centre en pistes d'autos tamponneuses.

A côté des *"autonomes"*, se trouvent des tétraplégiques dans l'incapacité totale de se déplacer, sous quelque forme que ce soit. Ce qui n'exclue aucunement, pour certains, l'aptitude à entendre, voir, et comprendre, dans un parfait état de conscience. Ces infortunés, dans l'impossibilité absolue de se mouvoir, se verraient condamnés à une existence strictement végétative, en l'absence d'une prise en charge par une personne suppléant à leurs insuffisances ambulatoires ; faute de quoi, ils resteraient là dans la passivité d'un simple objet, tels des légumes au fond d'un garde-manger. Grâce à notre assistance, ceux qui voient et entendent conservent le privilège de s'évader quelques instants devant la télé, ou au spectacle de la vie extérieure en se faisant placer devant une fenêtre. Parmi leurs récréations appréciées, figurent les repas et le temps de la toilette qui, durant quelques brefs instants, leur procurent des sensations qui leur redonnent le sentiment d'exister.

Dans les moments où mon moral fait relâche, je me réjouis d'avoir choisi le métier que je fais, songeant que si j'avais opté pour un emploi de remplisseuse de pots de yaourt chez "Yoplait[4]", je n'aurais peut-être pas eu le cœur d'aller travailler les jours de traversée de mes déserts de douleur. Peut-être aurais-je multiplié mes arrêts maladie. Peut-être aurais-je eu moins de scrupules à m'apitoyer sur mes états d'âme, en laissant mes collègues seules face à leurs machines. Aujourd'hui, j'en suis certaine, je dois à mes occupations professionnelles de m'être forgé le caractère grâce auquel je surmonte mes épreuves. Plus d'une fois, il m'est arrivé de me dire : « *Ma petite Dod, tu te plains, alors que ces pauvres gens n'ont même pas le loisir de pouvoir parler de leurs souffrances, voire de se gratter le nez quand celui-ci leur démange... Alors cesse de te plaindre et de pleurnicher !* » - Je me conforte dans un parallèle avec le fait que si je ne suis pas toujours capable de m'habiller, je conserve le privilège de pouvoir marcher ou de pianoter sur un clavier informatique. Je ne peux pas toujours conduire ou sortir à mon gré, mais je peux appeler des amis au téléphone quand ma solitude devient par trop insupportable. Ce sont ces privilèges dont j'ai pris conscience qui m'aident à me battre. La pratique d'un métier difficile, parfois éprouvant, me constitue un avantage, et je ne regrette pas de l'avoir

---

[4] J'espère que les personnels de l'établissement voudront bien me pardonner cette citation.

choisi. Lorsque je me rends à mon travail, je n'anticipe pas les difficultés qui m'attendent avec *"la boule au ventre"*. Je sais que des moments difficiles seront au rendez-vous, mais cela me stimule au lieu de me décourager. Je ne désespère pas, lorsque je parviendrai au seuil d'une fin de carrière, de me voir confier des personnes plus autonomes, autorisant des rapports d'une plus grande intensité intellectuelle et physiquement moins épuisants.

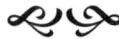

CHAPITRE III

La terre des oubliés

J'ouvre les yeux après une nuit agitée; un jour terne filtre à travers les persiennes; l'ambiance est à la morosité. Je me lève et j'ouvre les volets; un hiver précoce a diapré le paysage de cristaux de neige scintillants, répandus en un fin manteau blanc annonciateur de la venue de Noël. Ce décor de carte postale me remonte un peu le moral et c'est avec quelque entrain que je procède à ma toilette.

Après un confortable petit déjeuner exigé par la journée qui m'attend, j'enfile mon manteau et mes gants, avant d'aller prendre possession de ma voiture qui m'attend tranquillement devant ma porte, blottie sous sa pelisse de neige. Cette pelisse qui va me valoir mon premier exercice de mise en train matinal, avec les dix à quinze minutes qu'impose le grattage du givre couvrant mes glaces et mon pare-brise. Sur la route, le revêtement de flocons est encore superficiel; comme dirait le poète, l'hiver ne fait que poudrer le décor à frima, couvrant le paysage d'un voile blanc que vient figer le givre. La carte postale est prête et, n'eut été la différence des couleurs de mes vêtements, je pourrais me prendre pour un lutin de mes fables d'enfant qui aurait trop grandi.

Je conduis avec prudence car, si la couche de neige n'est pas épaisse, elle est complètement gelée et il faudrait peu de chose pour que ma voiture se laisse tenter par l'ivresse patineuse d'un double axel. J'ai la chance d'habiter à la campagne, entourée d'arbres et de verdure. À guère plus de cent mètres de chez moi, je longe un pacage où s'ébat un troupeau de chevaux ; c'est l'un de mes instants préférés. Les animaux sont adorables; leurs robes au poil luisant sont drues en cette saison. Leurs couleurs sont magnifiques, du bai brun au gris pommelé, en passant par le noir de jais, le blanc et le griotte. Ils m'intéressent tant que je suis allée me documenter à leur sujet. Je les regarde s'ébattre, indifférents à la température, il y'en a même qui se roulent sur le sol en émettant de petits hennissements de plaisir qui feraient penser à des rires. Je les aime car ils sont pour moi l'image de ce que je n'ai plus : *"La liberté"*. Si je devais leur ressembler, ils seraient dans les champs tandis-que je resterais cantonnée dans un box par un mal qui m'obnubile.

Toujours roulant, je traverse la ville de Saint-Chamond encore peu agitée à cette heure. Ayant mal récupéré de ma nuit je conduis machinalement, à la manière d'une somnambule. Je dépasse les faubourgs pour me trouver, sans transition, dans les premiers contreforts du massif du Pilat. La route de la Valla-en-Giers sinue au milieu des vergers. Les arbres, si beaux au printemps quand le renouveau les couvre de fleurs, ne sont à cet instant que des fantômes tristes effeuillés par l'arrivée de l'hiver. Les cerisiers, spécialité de la région, ont remplacé leurs pétales blancs par une parure de givre à l'effet féérique.

Enfin, après douze kilomètres d'évasion champêtre, peu avant d'atteindre le barrage de la Valla, je quitte la route pour pénétrer, sur ma droite, dans l'immense parking de mon lieu de travail qui longe les deux bâtiments de l'institution Saint-Exupéry de la Croix Rouge, sur près de deux cents mètres. Celui de gauche abrite les enfants, tandis que son vis-à-vis héberge les adultes. Je me gare comme à l'habitude, puis je me dirige vers le hall d'accueil, dans lequel je pénètre par la porte vitrée coulissante qui en ferme l'entrée. Je traverse le grand hall du rez-de-chaussée donnant accès aux espaces de service, me chargeant au passage des paniers à pain du petit déjeuner, que le boulanger dépose là chaque matin. Je laisse sur ma gauche le poste des ascenseurs réservés aux malades, avant d'emprunter le grand escalier conduisant à l'étage. Au bout de mon ascension, je débouche sur *"la rue"*, comme nous nommons un immense couloir faisant penser à la barre reliant les poids d'un altère dont les boules rassembleraient les groupes de vie hébergeant chacun vingt-quatre personnes. Je m'engage sur la gauche du couloir, tout au bout duquel se trouvent ceux que j'aurais tendance à appeler *"mes paroissiens"*, tant il est vrai que je me sens à leur égard comme une sorte de Pasteur. Je revêts mon teeshirt aux couleurs du service avant de passer dans la pièce-bureau des veilleurs et des veilleuses. Nous échangeons quelques mots. Je vois que la fatigue consécutive à une longue veille associée aux effets du mauvais temps a eu raison de leur solide constitution; elles sont épuisées. C'est machinalement que les filles répondent aux salutations usuelles, tant elles ont hâte d'aller se reposer. Notre équipe se compose de cinq personnes réparties en trois opératrices à temps plein, et deux à mi-temps. Nous assurons le quotidien de six pensionnaires polyhandicapés, constitués en un groupe de trois hommes et de trois femmes. Notre programme de travail se déroule de 7 heures du matin à 21 h.30. A ce moment les veilleurs et les veilleuses de nuit, aides-soignants et AMP, prennent le relais qui durera jusqu'à l'arrivée de l'équipe de jour.

L'organisation prévoie des rotations de 7 h à 14 h.30, avec une alternative de 8 h.30 à 16 h *(Poste du matin)* ou de 14 heures à 21 h.30 *(Poste du soir).* Nos horaires ne comprennent pas nos temps de repas *(Que nous devons apporter).* Notre charge de travail fait que nous devons souvent nous abstenir de manger, en particulier le soir, du fait de la disposition asymétrique de l'équipe, formée de deux opératrices ou opérateurs le matin, *(A l'exclusion du Week-end)*, et d'un seul le soir. Il peut arriver que nous soyons plus nombreux, mais il s'agit dans ce cas de situations d'exception, dites de *"contrats aidés"*.

Le matin, à mon arrivée sur le lieu de travail, comme c'est le cas aujourd'hui, j'effectue une relève de poste avec les veilleurs de nuit. A partir du rapport qu'ils me font des évènements nocturnes, je dresse à ce moment un plan d'assistance répondant aux besoins des résidents. C'est ainsi que je vais prendre en considération les incidents survenus après le coucher du soleil, tel que le fait qu'un pensionnaire a été indisposé ou a mal dormi. Dans ce cas, j'irai le voir afin de me rendre compte de son état et, selon les résultats constatés, je déciderai, peut-être, du report du moment de sa toilette et de son petit déjeuner, afin de lui accorder un temps de repos additionnel en le laissant dormir. Tous ces éléments sont consignés et communiqués à l'infirmière de service, afin de lui permettre d'intervenir le cas échéant.

Au nombre de quarante-huit, nos pensionnaires sont répartis en huit groupes. En vue de leur accorder un sentiment d'indépendance et de liberté, chaque groupe dispose d'une pièce commune, dite *"de vie"*, comportant une cuisine, un coin télé avec bureau, des placards de rangement, ainsi qu'un patio permettant, l'été, de prendre les repas en plein air. La pièce de vie constitue un élément central, autour duquel se répartissent six chambres individuelles comportant chacune une salle de bain parfaitement équipée.

Généralement, lorsque je suis du matin, les pensionnaires dorment encore à l'instant de ma prise de service; exception faite, comme c'est le cas dans l'instant, d'un résident qui a besoin de se rendre aux toilettes et qu'il faut assister sans attendre. - Bonjour *Basile*[5] ! Alors, dis-je en plaisantant à mon patient qui frétille sur son lit sous la poussée d'un pipi pressant : *Une urgence ?* Il me répond d'un hochement de tête en tenant ses mains serrées entre ses jambes. Il ne peut se mouvoir mais, bien que privé de la faculté de marcher, il a conservé la capacité de la station debout. Ne pouvant le porter, je vais chercher le *"lève personne"*[6] ; après quoi, je le harnache dans *"le filet"* avant de l'installer sur une chaise percée qui va servir à le déplacer jusqu'à la cuvette des toilettes où le filet sera retiré dans le temps de ses besoins naturels. Je l'abandonne quelques instants, afin de respecter son intimité, et lui laisse le temps de se satisfaire avant de le ramener à

---

[5] **Basile :** *Pour des raisons aisées à comprendre, les noms attribués aux pensionnaires dans cet écrit sont fictifs et sans rapport avec leur véritable état-civil.*
[6] **Lève personne :** *Système de potence montée sur un support à roulettes, disposant d'un palan motorisé. Lourd et difficile à manier.*

son lit en répétant, en sens inverse, les opérations précédentes. Ces opérations se compliquent avec les personnes totalement handicapées complètement amorphes, et qui ne peuvent pas même rester assises. Elles sont alors équipées d'un corset rigide pouvant être simple ou total lorsqu'il comporte un siège intégré. Leur manipulation s'avère des plus délicate car, faits sur mesure, les corsets les enveloppent à la manière d'une véritable carapace. Il importe, dans ces situations particulières, de veiller à ce que le vêtement qui revêt leur corps ne fasse aucun pli, car la moindre excroissance se traduirait par une pression localisée amenant, à brève échéance, une altération cutanée engendrant des escarres. D'évidence, ces malheureux ont déjà suffisamment de difficultés pour ne pas en rajouter par une négligence. On imagine le travail des personnels soignant lorsque l'hygiène de rigueur impose de procéder à leur toilette. Après un débarbouillage sommaire dans leur lit, les sujets sont *(Je n'ai pas d'autre mot)*, manutentionnés pour les installer sur leur chaise de bain après un harnachement dans le *"filet"*[7]. Le lève personne une fois positionné, les câbles de levage étant en place, il est procédé au hissage puis au déplace-

---

[7] **Filet :** *Sorte de harnais que l'on fixe au patient afin de pouvoir y accrocher les câbles du lève personnes, indispensable à leur manipulation.*

ment vers la salle de bain où auront lieu les ablutions. Les choses se compliquent avec ceux qui ne peuvent être levés et qu'il faut conduire au bassin dans leur lit spécial, sorte de baignoire sur roues qui, souvent, vient se coincer dans les espaces trop étroits menant aux salles de bain... Il n'est pas étonnant que les opérants soient souvent exténués au terme d'une journée de sept heure trente théorique, mais d'au moins huit heures dans les faits. Paradoxalement, je ne manquerai pas de surprendre en disant que ces victimes du destin me sont un encouragement à vivre. En dépit du mal atroce que j'endure, mes misères me paraissent légères et sans rapport avec les leurs. Il m'arrive, en les regardant, d'essayer d'imaginer ce que peuvent être leurs pensées, *(pour ceux qui ont conservé la faculté de conscience)*, en se voyant dans l'état où ils sont. D'autant que la nature de leur mal ne laisse place à aucun espoir d'amélioration sinon l'attente d'une déchéance encore plus profonde.

Mais, revenons à mon arrivée au centre ; ma première tâche accomplie, je prends connaissance de la *"relève"* rédigée par mes collègues de la veille sur un cahier de relevé, ou agenda, comme on l'appelle. Ce cahier retrace le déroulement de la journée. Cette procédure permet un suivi précis des comportements des résidents, et une prise en charge selon leur état d'âme, ou de l'exigence d'application des consignes médicales pour des soins spécifiques, tels que l'obligation de demeurer à jeun pour une prise de sang ou du réveil à une heure donnée pour un rendez-vous médical. Cela constitue un agenda pour leurs rencontres périodiques avec l'Ergothéra-peute[8], le Kinésithérapeute, les divers ateliers récréatifs, les sorties, les vacances, et tous les programmes qui rythment leur existence. Nous l'employons également pour y *"caler"* nos propres dates de réunions, etc....

Vient alors la préparation du petit déjeuner qui s'établit selon les goûts de chacun. Certains demandent à le prendre au lit, alors que d'autres préfèrent l'ambiance conviviale du groupe. A ceux qui pourraient s'étonner de tous ces égards, il convient de rappeler que tous ces pensionnaires sont sous traitement médical avec, pour certains, des insuffisances intellectuelles profondes, susceptibles, lors de contrariétés, de dé-

---

[8] ***Ergothérapeute :*** *Spécialiste de l' ergothérapie, méthode thérapeutique visant à rééduquer par l' activité physique et manuelle. Un ergothérapeute aide les patients qui présentent un déficit fonctionnel à s'adapter à leur handicap, pour reprendre les activités de la vie.*

clencher de graves crises d'agitation ou de mélancolie, plus communément désignées sous le vocable de dépression.

Il importe de noter que l'institution s'efforce de maintenir une vie sociale à ses pensionnaires, en soulignant son objectif qui, dans la limite des possibilités matérielles et de la condition des personnes, consiste à les conduire vers une certaine autonomie. Cette politique, délibérée et efficace, amène les soignants à se tenir au plus près de leurs patients ou patientes, en assurant dans le prolongement un lien étroit avec les familles, qui restent un élément sine qua non de la réussite du programme. Le polyhandicap est une infirmité lourde, souvent à la base de troubles multiples : *Respiration – Déglutition – Rétractation musculaire* et plus. Chaque forme de trouble impliquant des exercices distincts et complémentaires tel que *"Verticalisation", "exercices respiratoires", "massages",* dont l'objet est conjointement curatif, mais aussi préventif.

Je termine mon temps de service tendue et stressée par les efforts physiques, et par mes rapports avec les pensionnaires de l'établissement qui, par la répétition des contacts, se sont peu à peu intégrés dans mon existence, et dont l'infortune ne saurait me laisser indifférente, bien que les manuels professionnels nous déconseillent fortement ce genre d'attachement, pour des raisons aisées à comprendre. En les regardant, songeant à leur marginalisation au regard de la société, il m'arrive de songer, pour eux comme pour moi, à un vieil aphorisme dont l'origine est perdue :

« *Quand tu seras dans la détresse, ô mon ami caches-le bien, car l'homme ici ne s'intéresse qu'à ceux qui n'ont besoin de rien...* »

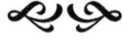

CHAPITRE IV

Le carrefour du destin

Ma vie se déroulait dans la sérénité que confèrent des occupations motivantes et le sentiment de la tâche accomplie. Le train-train en somme. Tout laissait à penser que les choses allaient se poursuivre ainsi et que, comme toutes les femmes j'allais, un jour prochain, connaître les joies de la maternité et le bonheur des cris d'enfants accompagnant leurs folles gambades. Nous étions en 1992 quand, sans signes précurseurs, je ressentis un matin une douleur à l'aine. Cette douleur étant vivace, je m'en inquiétais d'autant plus que j'étais seule chez moi, mon compagnon se trouvant alors dans le sud de la France pour un contrat de remplacement. Je me sentis désarmée devant ma solitude face aux élancements douloureux que j'éprouvais. Je fis cependant contre mauvaise fortune bon cœur, estimant que, vu son apparition soudaine, ma douleur ne pouvait être que passagère. Contrairement à cette conviction à la logique incertaine, dans la journée la douleur empira et, m'inquiétant à l'idée de passer la prochaine nuit en sa compagnie et dans la solitude, je fis ce que nous faisons tous quand nous en avons encore le privilège, je demandais à maman de venir partager la soirée avec moi. Dans l'ignorance des causes du mal que je ressentais, du fait de son intensité, mon arrière-pensée était qu'elle pourrait me conduire aux urgences si les circonstances l'exigeaient.

Le lendemain matin, je m'éveillais sans autre alarme, et tout semblait être rentré dans l'ordre. *Je devais apprendre, plus tard, que la poussée douloureuse avait été provoquée par la manifestation d'un premier abcès finalement avorté.* Dans l'instant, comme l'aurait dit Cyrano de Bergerac, *"Ce qui du fifre vient, s'en va par le tambour";* les causes disparues, l'effet fit de même, ma vie reprit son cours. Plusieurs mois s'écoulèrent et j'en étais à oublier l'incident quand la maladie reprit son offensive. J'emploie délibérément le terme "offensive", car la maladie de Verneuil équivaut à une véritable guerre, avec ses batailles, ses armistices, et ses retours d'assauts dévastateurs. Je reviendrai plus loin sur les aspects purement médicaux de ce fléau, mais ont pourrait en substance la qualifier de lèpre et, mieux encore, de véritable peste dont les abcès seraient les bubons. Souvent, les choses commencent par un follicule pileux qui se voit bloqué dans son cheminement vers la surface de la peau et qui, en accumulant le sébum, finit par infecter les cellules qui l'entourent, donnant naissance à un abcès; cependant, ce n'est là qu'une des formes de la manifestation de la maladie. - C'est alors que s'amorça mon périple médical. En 1996, mon médecin généraliste, s'alarmant de la récidive de mes abcès dont les manifestations devenaient plus fréquentes, et devant mon inquiétude croissante, il m'adres-sa à un professeur de dermatologie de Saint Etienne à la réputation établie.

Le mal évoluant, devant les poussées douloureuses que je ressentais pour la première fois, je me vis contrainte, à deux reprises, à un arrêt maladie de plusieurs jours. Chose dont j'étais sincèrement désolée du fait de l'attachement que j'éprouvais pour mon travail d'une part, pour les patients dont je m'occupais, mais aussi par les répercussions que cela risquait d'avoir sur mon contrat d'emploi que mes absences pouvaient compromettre. Je travaillais à cette époque sous CDD *(Depuis Juin 93)* au village Saint-Exupéry à Saint-*Chamond*, foyer d'accueil médicalisé pour adultes polyhandicapés.

Une autre préoccupation me mobilisait : le progrès de mon addiction progressive à des antalgiques de plus en plus forts tel que le Doliprane, seuls remèdes à la tolérance de mes douleurs sans cela insupportables. Mais, comme la chose se produit souvent, par le jeu de l'accoutumance l'action du Doliprane ne suffit bientôt plus et, par un processus d'escalade, j'en vins, en quatre ans, à des drogues plus dures dérivées de la morphine, de type *Topalgic*.

Le professeur dermatologue que j'avais consulté ayant diagnostiqué la présence d'un staphylocoque doré, il attribua sine die à cette découverte la responsabilité de mes *furoncles* à répétition. C'est ainsi que je me trouvais embarquée dans toute une série de traitements faisant un large appel aux antibiotiques, lesquels, malgré leur diversité, les effets secondaires que je subissais et leur coût, ne changèrent rien à mon état. Je commençais à me trouver de plus en plus mal dans ma peau qui se trouvait être à l'origine de ma souffrance. Le plaisir que, comme toute femme jeune et jolie, je prenais autrefois à la consultation de mon effigie dans un miroir, tournait peu à peu au cauchemar par la découverte d'une étrangère à l'épiderme couvert de cicatrices, laides dans leur ensemble, et pour certaines franchement répugnantes. Comment cela était-il arrivé ? Quelle faute avais-je donc pu commettre qui puisse me valoir un tel châtiment ? Je me sentais peu à peu lâcher pied, au sein d'un univers dont je me trouvais progressivement exclue par le mal qui avait pris possession de mon corps pour en faire un objet de dégoût et de répulsion.

Certes, ayant la chance à ce stade de n'avoir pas été touchée au visage, les vêtements m'étaient encore une garde contre le regard blessant des ignorants, mais, pour moi qui savais ce qu'ils cachaient ?... - Grâce à des artifices, le malade atteint peut masquer les séquelles de la maladie, avec pour résultat d'être perçu comme un tir au flanc quand des douleurs insupportables contraignent à suspendre le travail. En 1998 et 1999 il me fallut multiplier les arrêts d'activité. J'eu la chance, dans mon malheur, d'avoir pour chef de service une femme compréhensive et d'une grande humanité, qui sut comprendre ce que j'endurais. Ce jeux de dissimulation du mal au regard de l'environnement nous fait souvent paraitre *"bien et normal"* dans l'apparence, alors qu'à l'intérieur le mal fait subir ses ravages et ses tortures.

Le temps passait, et les spécialistes consultés continuaient à s'enfermer dans des diagnostiques de routine du type *"furonculose par staphylocoque doré"*. En 2000, mon médecin généraliste qui ne désarmait pas, m'adressa à la consultation d'un autre éminent professeur du *"service infectieux"* de l'Hôpital Bellevue de Saint-Etienne. On s'intéressa à mon cas et un effort louable fut fait pour rechercher une solution. Le service allant jusqu'à tenter la réalisation d'un vaccin élaboré à partir de prélèvement effectués sur mes abcès. La suite, hélas, demeura classique; je redevins le cobaye sur lequel on teste différents types d'antibiotiques, avec pour seul résultat observable un ensemble de malaises m'ôtant le peu de tonus qui me restait.

A cet instant, l'absence de réussite des traitements tentés me laisse désemparée, face au véritable supplice que me font endurer ces abcès qui se succèdent, surgissant aux endroits les plus inattendus et, de préférence, les plus douloureux: Les aisselles, les parties génitales, la zone rectale, la poitrine si sensible chez les femmes. Que l'on essaie d'imaginer ce que le malade peut éprouver à l'émergence, dans les zones citées, de ces énormes abcès, véritables bubons pouvant atteindre la taille d'un poing ; ne laissant, à l'image des icebergs, affleurer hors des chairs que le cinquième, voire le dixième de leur volume; les éruptions qui vident leurs bourbillons[9] à la surface du corps transformé en un abject dépotoir de vidange de sanies purulentes, quand ce n'est pas puantes. Songez, au-delà de la douleur, à ce que peut éprouver une jeune femme, soumise au spectacle de la déchéance d'un corps délicat que les assauts du mal infernal transforment, jour après jour, en terre de désolation. La position et la taille des abcès obligent souvent le recours à la

---

[9] **Bourbillons** : *Cœur de l'abcès contenant la matière purulente.*

chirurgie pour les inciser, afin que leur contenu sanieux[10] ne vienne pas empoisonner l'organisme en s'y répandant avec, en prime, de nouvelles cicatrices rappelant les cratères laissés par les obus sur un champ de bataille.

Tout est bon pour se soustraire à l'enfermement et à la véritable torture qu'inflige le mal de Verneuil. Abandonné à lui-même, le malade se tourne vers les solutions à sa portée comme je dus m'y résoudre: Les antalgiques à base de morphine. Mais, dans cet univers tourmenté, tout à un prix ; ces antalgiques dérèglent le corps, mais aussi l'esprit, élargissant les zones de dégâts. – Livrée à elle-même, la maladie gagne du terrain. J'ai la chance, dans mon malheur, de pouvoir m'appuyer sur ma famille et sur mon compagnon qui prend sa part de mon épreuve. J'ai conscience que c'est sa vie qu'il sacrifie en demeurant à mes cotés. Cela est tellement vrai que j'en suis venue à lui proposer de reprendre sa liberté pour ne pas avoir à partager et à subir le contrecoup de mes déboires. C'est en l'occurrence que je découvre combien nous ignorons souvent la noblesse de cœur de ceux qui nous entourent. Farid me dit qu'il m'aime et que cela sera, quelles que soient les circonstances. J'ai beau lui faire valoir que jamais il ne pourra avoir d'enfant car, la maladie

---

[10] **Sanieux** : *Infectieux*

étant de type génétique, je ne veux pas courir le risque d'ouvrir à ma descendance les portes de l'enfer. Rien n'y fait. Sa présence à mes côtés est une bénédiction, et je le dis ici en témoignage de ma reconnaissance car, à sa générosité, mon compagnon allie une modestie qui lui ferait éprouver une gêne à toutes formes de remerciements. Comme il l'a dit une fois pour toutes : *« Je t'aime, et cela suffit ! »* – Le mérite de mon environnement familiale, mon compagnon, la présence des quelques amis qui me sont demeurés attachés, m'offre le privilège de pouvoir m'évader de temps à autre en libérant le trop plein de ce que j'endure. Encore qu'il soit quasiment impossible de parler de ses douleurs à des tiers. - Douleurs... Ces élancements intolérables qui, partant d'un point, irradient à la manière dont se déploie un éclair d'orage roulant son tonnerre à travers les chairs. Les chairs qu'il vrille en les brûlant. Quel que soit l'effort et le talent narratif, c'est chose indescriptible. Cependant, cette faculté de recours me permet de ne pas sombrer dans le néant, et dans le calme artificiel destructeur des antidépresseurs.

En 2008, devant l'absence de résultats et les tâtonnements du corps médical, submergée par un sentiment d'abandon, je craque et je décide de tout arrêter, de ne plus rien avaler, de ne plus servir de cobaye à des gens qui s'entêtent dans des diagnostiques inadaptés qui, bien que sans efficacité pour le patient, tranquillisent les prescripteurs, en les confortant dans le sentiment d'infaillibilité rassurante que leur procure leur savoir pontifiant. Voilà seize ans que je les endure et que, durant toutes ces années, pas un n'est parvenu à mettre un nom sur cette saleté qui progresse sans cesse en pourrissant mon existence et celle de mes proches. D'autant que la manifestation du mal demeure semblable, que je suive ou pas les traitements prescrits. Durant ce temps, la douleur, elle, n'abdique pas. Elle devient de plus en plus insupportable et j'en viendrais certains jours, sinon certaines nuits, à hurler sous ses assauts. Je ne parle pas de mes larmes. Le mal que déjà l'on éprouve à exposer la douleur n'a d'égal que celui que l'on a à expliquer les pleurs. Les pleurs, ces grosses poussées qui viennent d'un cœur gonflé par la souffrance et le désespoir, prenant les yeux comme exutoire, avec l'espoir que par la détresse du regard qu'ils inondent, ils pourront toucher les âmes sensibles en les apitoyant. Hélas, l'espoir reste déçu car, c'est dans le silence de la nuit, ou à l'abri de la lumière que l'on pleure. Nos larmes ne sont que pour nous, témoignage de notre existence et de notre conscience d'être en dépit de ce que l'on subit. Elles sont le signe de notre douleur, mais aussi de notre révolte silencieuse contre l'adversité. Bien que critiquable du point de vue des bien-portants, il est plus d'une fois où la tentation m'est venue de mettre fin à mon calvaire en absorbant, comme malheureusement d'autres l'ont fait, une surdose d'antalgiques.

Je suis arrivée au stade où ma vie n'est plus qu'un combat quotidien avec la douleur qui multiplie ses violences. Je résiste de mon mieux mais, souvent, le mal prend le dessus, sabordant mon moral, annihilant mon énergie et le peu de bonne humeur qui surnage encore sur mon océan de désespoir.

2009 – J'amorce l'année avec une recrudescence de la maladie d'une ampleur jamais atteinte. Les poussées d'abcès d'une grande ampleur durent exceptionnellement longtemps, et mon médecin traitant, le docteur Milesi, comprend qu'il faut recourir aux grands moyens. Il m'adresse au Docteur Chabert, chirurgien au CHPL de Saint-Etienne pour un traitement chirurgical de ce qui, à cette date était encore qualifié de *furonculose étendue...*

C'est à l'instant de la consultation préopératoire que le chirurgien, qui venait d'observer mon aisselle, me dit : « *Madame, vous souffrez de la maladie de Verneuil.* » - Mon étonnement à l'énoncé de ce nom lui fit comprendre que j'ignorais de quoi il s'agissait. C'est à lui que je dois la découverte de mon mal par un diagnostic enfin correct, après des années d'interprétations erronées de tous les *"spécialistes"* qui m'avaient jusqu'alors examinée. C'est à cet instant que j'appris l'existence de cette affection infâme. Paradoxalement, le fait de l'identification de mon mal après toutes ces années, eut sur moi, dans l'instant, un curieux effet; un peu comme l'aurait fait une délivrance. Après dix-sept années d'errance, je savais, enfin, de quel mal je souffrais. C'est presque dans un état d'euphorie que je rentrais à la maison après mon intervention chirurgicale, en bénissant le nom du Chirurgien qui avait éclairé mes ténèbres.

De retour chez moi, toute affaire cessante, au paroxysme de l'excitation, je me précipitais sur mon ordinateur. L'allumer ne prit qu'un instant, et moins encore pour connecter mon moteur de recherche et taper sur le clavier: *"Maladie de Verneuil..."*

Lorsque l'écran me donna accès au site espéré, imaginez le choc, le trouble et la déception qui s'emparèrent de moi en découvrant ce qu'était la maladie de Verneuil et son absence de traitement. Je fus positivement effondrée, brisée, pour ne pas dire dévastée, à la lecture de ces informations mentionnant le caractère évolutif de cette affection, qui me laissaient entendre que les douleurs que je connaissais n'étaient qu'un premier stade, et que des épreu-ves plus cruelles encore m'attendaient. Ma détresse fut incommensurable. J'essayais de songer à ce que pourraient être ces douleurs plus intenses que celles, positivement infernales, que j'avais déjà connues à ce jour... Maigre consolation, une mention signalant que la maladie se développait en trois phases mais que, en tout état de cause, on n'en mourrait pas. Ah ! bien. Elle n'est pas mortelle ; elle ne tue pas. J'aurais voulu répondre aux rédacteurs de l'article : Oui, la maladie de Verneuil ne tue pas. Elle ne tue pas l'individu, mais elle saccage son bien-être, elle pourrie sa bonne humeur, elle détruit toutes les formes de ses projets d'avenir, elle s'oppose à une simple prévision de vacances, voire celle d'un week-end. Elle anéantit toutes les perspectives d'avenir professionnel ; elle met un terme prématuré à la sexualité. Elle fait de l'existence un calvaire. Je pense que sous un certain angle elle tue tout de même; et ce qu'elle tue est peut être plus précieux que l'existence car, ce qu'elle tue, c'est la joie et le désir de vivre.

En cette même année 2009, j'apprends que je suis entrée dans le stade "2" de la maladie, et, comme il a été dit, je n'ai d'autre recours que de vivre en acceptant mon sort. Il me faudra continuer d'exister, avec en moi cette horreur qui va crescendo et avec laquelle il me faudra me battre pour le restant de mes jours, faute de l'existence d'un remède. Cette bataille ressemblant au jeu du chat et de la souris, où il me faut déployer des ruses afin de ralentir au mieux l'évolution du mal. Pour cela, il me faudra désormais m'astreindre au respect de certaines règles, simples d'apparence, mais qui altèreront un peu plus ma liberté d'agir. Rien de compliqué dans le principe; il me suffira pour cela *(Je les liste en vrac...):*

- Éviter d'utiliser pour ma toilette le recours au gel-douche en me limitant aux savons naturels avec suppression de l'eau froide.

- Ne porter que des vêtements amples afin de ne pas provoquer de frictions susceptibles d'irriter la peau. Les choisir au moins deux tailles au-dessus de celle qui convient.

- Ne se vêtir que de coton et n'utiliser que cette matière comme drap de lit. Toute autre substance étant susceptible de provoquer des contacts aboutissant à des poussées génératrices d'éruptions.

Que l'on essaie d'imaginer l'effet de tels contraintes et interdits sur l'esprit d'une jeune personne, que l'esprit de coquetterie n'a pas complètement désertée. Se voir astreinte à ressembler à un sac en se privant de tout plaisir de mode, cet ingrédient de l'existence féminine qui appartient aux plaisirs élémentaires de la vie... La seule exception résidant au niveau des chaussures qui ouvrent un champ de latitudes.

- Interdiction de porter des charges lourdes génératrices de tensions facilitant l'apparition des abcès. *(Chose incompatibles avec les exigences de mon travail).*

- Éviter toutes les formes de stress et de chocs émotionnels, alors que la vie d'une victime de la maladie de Verneuil y est soumise en permanence.

- Éviter la fatigue, comme si c'était là une chose qu'il suffisait de décider.

- Pas de bain en piscines publiques ou en rivières, gorges, ou plages, hormis les bains de mer, sous condition de s'immerger au large, loin des zone susceptibles de contenir du sable en suspension. Ces interdits n'ayant pas pour objet de prévenir une éventuelle contamination des autres, ce qui ne peut se faire du fait que la maladie n'est pas contagieuse, mais afin de supprimer tout risque de pollution des lésions par l'infiltration de grains de silice; ceux-ci pouvant s'insérer dans les micros fissures des plaies qui pourraient alors s'infecter.

J'avais pu vérifier l'importance de la chose au cours de l'été 2007 alors que, me trouvant dans les gorges de l'Hérault avec des amis, je décidais de faire une entorse *"au règlement".* J'allais devoir m'en repentir. La journée ensoleillée, le ciel bleu, la douce chaleur ambiante, et l'eau étalant la limpidité de son miroir comme une invite à plonger, me poussèrent à la désobéissance. La tentation était trop forte et je pensais qu'une fois n'étant pas coutume, cela ne tirerait pas à conséquence de déroger. Je me trompais. Deux jours plus tard, je fus submergée par une poussée énorme qui doubla le volume de mon bras et multiplia par deux celui de ma poitrine, le tout accompagné d'épouvantables douleurs. En prime, deux mois d'arrêt de travail et les quelques plaisirs estivaux qui me restaient complètement gâchés.

En 2011, je me remis à potasser pour l'obtention d'une V.A.E[11]. Il faut se rappeler que je travaillais alors en CDD sur des postes d'AMP depuis l'âge de dix-huit ans et que l'absence de ce diplôme m'empêchait de postuler à un poste sous contrat CDI.

Ce fut la période où je m'insurgeais contre ma maladie, refusant de la laisser m'envahir en faisant de moi sa chose; en faisant de moi un terrain de jeu lui permettant de proliférer en toute liberté. Avec le temps, je finissais par la percevoir à l'image d'un être vivant, sorte de démon prenant possession de mon corps en toute impunité, du fait de mon absence d'armes pour la combattre. C'est en cette occasion que je me mis à prendre des notes, qui allaient m'ouvrir une voie d'évasion capable de m'éloigner quelques instants de mon mal en l'oubliant le temps d'un écrit. Je confortais mon besoin d'évasion en relativisant les maux que j'endurais pour me tourner vers des êtres encore plus déshérités que moi, dont la souffrance dépassait la mienne. Le milieu où s'exerçait mon activité n'en manquait pas.

---

[11] **V.A.E : V**alidation des **A**cquis et de l'**E**xpérience professionnelle.

Cette manière de faire eut le mérite de m'aider à me faire mieux accepter l'horrible affection qui me rongeait.

En Octobre 2011, je décrochais enfin mon diplôme d'A.M.P, qui me permit d'être engagée par la Croix Rouge en Avril de l'année suivante. Ombre au tableau, le malheur voulut que la maladie de Verneuil me contraigne dans cette même période à connaître neuf arrêts maladie. J'en étais désespérée.

2012 fut l'année où, devant mon moral envolé, mon effondrement nerveux, parvenue au bord du gouffre avec des journées passées à pleurer à chaudes larmes face à un entourage complètement désemparé et démuni, mon médecin décida de me prescrire des antidépresseurs. J'ignorais à cette époque les effets directs et indirects de ces drogues. Dans la première semaine j'eu l'impression que quelque mauvaise fée avait fait le vide dans ma tête; que je n'avais plus de cerveau; que j'étais privée des outils de la pensée m'autorisant à savoir qui j'étais. Ayant, malgré tout, le désir de ne pas déserter mon travail, je m'y étais rendue, convaincue que mes malaises seraient dissipés par mes occupations. Ce fut une mauvaise décision car, au bout de quelques heures, je me retrouvais effondrée et en pleurs dans le bureau de ma chef de service et de l'infirmière du foyer, pour leur expliquer ma situation et leur dire que j'étais dans l'incapacité de travailler. Par chance, je rencontrais la compréhension de ma chef de service qui, un jour, s'était elle-même trouvée dans un besoin de recours aux mêmes médications. Très gentiment, elle me conseilla de rentrer chez moi... - Je suivis le traitement durant quatre semaines. En dépit de ses effets secondaires, il m'aida à supporter l'épreuve. Je me dois de dire, une fois encore, que mon meilleur soutien fut celui de mon entourage, dont les prévenances attentives me permirent de me rétablir rapidement en suspendant le recours aux antidépresseurs.

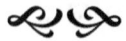

CHAPITRE V

Vivre malgré son mal

En 2013, celle qui désormais a pris possession de moi comme d'un bien propre *(Sinon malpropre[12])*, je parle, vous l'aurez compris de la maladie de Verneuil, prend ses aises en poursuivant son œuvre de colonisation de mon corps. Le gros de la conquête étant fait, elle apparaît à présent dans des zones jusque-là préservées et inhabituelles, telles que mes oreilles. Il ne s'agit pas d'une mutation anodine car, l'humour lié à l'adage *"dormir sur ses deux oreilles"* rappelle que c'est l'endroit sur lequel s'appui notre tête durant notre sommeil. La présence d'un abcès à cet endroit sensible, sur lequel repose notre crane au cours de notre repos nocturne, fait apparaître une nouvelle forme de douleur dont l'ampleur s'oppose à la récupération des fatigues de la journée, si nécessaire au malade. Après plusieurs nuits d'insomnie débouchant sur des petits matins où l'on se lève trébuchant d'épuisement, je tombais sur Anne, notre Ergothérapeute, une femme formidable *(Ça existe)* qui, à l'écoute de mes malheurs, s'arrange pour me procurer un matelas assorti d'un oreiller à mémoire de

---

[12] *Mieux vaut en rire*

formes, qui s'avère être un véritable miracle par le soulagement qu'il m'apporte. Si je devais prier, Anne serait l'objet de mes incantations; véritable Selênê, déesse grecque de la nuit et des solutions aux problèmes. Son intervention généreuse a été pour moi source d'un merveilleux réconfort.

2014- L'année s'amorça avec un évènement dramatique qui me créa un terrible choc émotionnel. Mon amie Céline Kuzik, presque une sœur par l'étendue et la durée de notre amitié, perdit sa maman dans des conditions dramatiques. Une femme pour laquelle j'éprouvais une affection profonde, et que je côtoyais chaque jour dans le cadre de notre entreprise où, employée comme femme de service, d'un dévouement sans bornes, elle était estimée et aimée de tous. Ma tristesse fut profonde dans le partage du chagrin de mon amie, que le destin avait déjà frappée trois ans auparavant et qui, aujourd'hui, récidivait, faisant d'elle une orpheline. Habitant avec sa mère, l'évènement la laissait seule et désemparée en terre de France; son unique sœur vivant aux Antilles, à des milliers de kilomètres. Je l'accueillis durant quelques mois à la maison, où le spectacle de son désarroi me fut une torture par suite de mon impuissance à l'assister. Jamais je ne pourrai oublier les instants de cette détresse. AMP comme moi, l'équivalence de nos occupations était un ciment à notre amitié. Ne pouvant supporter le nouvel état de chose, Céline décida de rejoindre les Antilles, me laissant un peu plus seule dans mon épreuve, que son attachement avait si souvent contribué à soulager. Je fus profondément secouée par ce malheur et, toutes ces émotions additionnées finirent par me saper le moral. Je m'effondrais devant la perte de mon amie, bien que comprenant sa décision de partir et de quitter son lieu de vie, devenu pour elle lieu de mort. Tout en me réjouissant pour elle du choix de son changement qui ne pouvait que lui être salutaire, les jours qui suivirent son départ furent pour moi le temps des larmes car, avec Céline, je perdais une autre moi-même.

La mention du drame de Céline n'est pas sans rapport avec ma maladie, dont on sait que celle-ci est sujette à être stimulée par tout ce qui s'apparente à un stress. Cela ne manqua pas, et je me mis à multiplier les crises en développant des abcès à répétition, apparaissant un peu partout sur mon anatomie, pour finir avec deux mois d'arrêt de travail.

Devant mon désarroi, mon médecin traitant, toujours le docteur Milési, dont l'attention ne désarmait pas, me conseilla de prendre rendez-vous avec le médecin du travail affilié à mon entreprise, afin de m'informer sur la possibilité de convertir une fraction de mon temps d'activité en invalidité, du fait de l'impossibilité pour un porteur de la maladie de Verneuil d'être occupé à temps plein. Suivant son conseil, je pris le rendez-vous recommandé, au cours duquel la doctoresse qui me reçue confirma le bien fondé de ma demande en m'informant que, suite à mon type d'occupations et à la nature de ma maladie, elle faisait immédiatement le nécessaire pour introduire une demande d'invalidité. Elle m'expliqua que cette demande portait sur un accord de travail à mi-temps, avec la moitié libre restante prise en charge par la Caisse d'Assurance Maladie. Grâce à la diligence et au dévouement de ce médecin, j'obtins cet accord en Juin. – Bien que la chose puisse surprendre, ce qui me réjouit dans le succès de ma démarche ne fut pas l'obtention d'une demi-journée de liberté, mais la conservation de mon emploi qui me tenait profondément à cœur; grâce à lui, ma vie gardait un sens, mes journées ne se passeraient pas à me morfondre en ressassant mes problèmes, bercée par des soupirs arrosés de mes larmes.

N'étant plus à une mauvaise nouvelle près, j'appris que les derniers évènements que je venais de vivre, provoquant un stress profond, m'avaient fait franchir les frontières du dernier stade de la maladie, dit *"stade 3"*. La nouvelle me toucha néanmoins; je m'étais tant battue, j'avais tant peiné au cours des années écoulées pour retarder ce changement de zone appelé à m'imposer de nouvelles souffrances, dont on m'annonçait qu'elles seraient plus terribles encore que celles que j'avais connues jusque-là. J'avais du mal à imaginer ce que pourraient être ces nouvelles souffrances, ces nouvelles douleurs, plus éprouvantes que celles que, déjà, j'avais due endurer. Par suite de cette annonce, ma tristesse et mon désespoir connurent un regain d'actualité. Dieu ! Cela ne finira-donc jamais ? Une affirmation venant comme seule réponse à ma question, ma détresse n'en était que plus grande. D'autant que cet adversaire impitoyable que représentait la maladie n'allait pas manquer de profiter de mon abattement pour m'assaillir de plus belle.

Je n'eus guère le temps de jouir de mon accès à ma nouvelle situation à mi-temps. Dès le 15 Juillet, un abcès monstrueux se mettait en chantier. Le mois n'était pas terminé que mon bras et mon sein droit s'enflaient, une fois de plus, dans des proportions dont on à peine à croire, doublant littéralement de volume, rendus plus impressionnant par une inflammation dont le moins que l'on puisse dire est qu'elle était spectaculaire. Au début de la nouvelle offensive de ma vieille ennemie, je pensais me trouver confrontée à un abcès pénible certes mais, somme toute, de routine, du fait d'une apparition aux mêmes endroits, et dont je pensais que mes vingt ans d'antécédents m'avaient préparée. Il me faut signaler aux personnes non averties que, par leur répétition, les abcès de ceux que j'appellerai *"les Verneuillés"*, finissent par affecter la peau, dont l'épaisseur diminue en facilitant la percée des anthrax, faisant d'un mal un bien. La réalité fut tout autre; là où j'attendais un abcès bénin générateur d'une douleur supportable à laquelle j'étais préparée, qui, après les soins appropriés, disparaîtrait au bout de quelques jours en perçant tout seul, je sentis la montée lancinante d'une masse hideuse. J'avais la sensation d'être envahie par l'un de ces monstres de science-fiction, un *"Alien"* qui, lentement, prenait possession de moi. Cet abcès d'un autre type se développait en profondeur, au cœur de ma chair, engendrant des brûlures qui, de jour en jour, croissaient en allant crescendo. Sans me l'avouer tant j'appréhendais la suite, je sus que cet intrus d'un genre nouveau allait me conduire, une fois de plus, sur la table d'opération car, par son volume, dont je ressentais la présence, j'avais conscience qu'il ne pourrait jamais se résorber dans les formes habituelles. Je ne couperai pas à l'exérèse chirurgicale.

Je ne voulais pas me faire opérer au mois d'Août et, contre toute attente, je gardais l'es-poir utopique que l'inflammation finirait par s'atténuer en éloignant le spectre de la salle d'opération. Je m'accrochais, soutenue par des antalgiques de type Morphine. Au bout de vingt jours d'injections quotidiennes de *Rocephine (Antibiotique)*, mon bras droit et ma poitrine avaient désenflés. Ce répit m'autorisa, à titre exceptionnel, à prendre des vacances avec mon compagnon. C'est ainsi que nous partîmes pour une évasion de quelques jours dans le midi, afin de profiter du soleil et de la mer, cette exception qui m'était autorisée aux conditions prescrites. J'étais d'autant plus heureuse que les bains de mer me font un bien fou. Le fait se vérifia en revenant chez moi avec un bras et une poitrine complètement désenflés, j'étais au top de mon bonheur relatif. Cependant, caché dans les replis de mon être, mon *"Alien"* envahisseur veillait. Tapi au fond de mon individu, je le sentais comme un vampire en sentinelle, attendant son heure. Je savais qu'il ne renoncerait pas.

Je repris le travail à la mi-septembre, tenant bon, comptant chaque jour écoulé comme une victoire sur le mal qui couvait, afin de parvenir au début du mois d'Octobre, où je devais, dans le cadre de mon travail, partir en formation à Lyon, en vu de l'obtention d'une qualification me dotant du savoir autorisant l'animation d'un *"atelier mémoire"*; une réalisation que je souhaitais mettre en place avec deux résidents dont je m'occupais. Aussi longue qu'une gestation maternelle, *(Il y avait neuf mois que j'attendais)*, cette formation me tenait à cœur. Hélas, toutes les tensions que j'avais vécues finirent par présenter leur addition. Je fus brutalement submergée par une crise de grande ampleur qui exigea un passage d'urgence en chirurgie.

J'étais plutôt confiante à la perspective d'un retour sur la table d'opération, car je me savais aux mains d'un praticien dans lequel j'avais foi, puisqu'il s'agissait du Dr. Chabert à qui, déjà, je devais tant. Il formait autour de mois une véritable équipe, car la doctoresse, médecin du travail, qui m'avait tant aidée dans mes démarches pour l'obtention de mon invalidité, n'était autre que sa femme. La date de l'intervention fut fixée au 16 Octobre 2014. Au cours de mon séjour au *"bloc"*, j'eus droit à une belle exérèse, large et profonde, dont la trace vint enrichir ma collection de cicatrices dignes de figurer dans un cabinet d'anatomie.

Paradoxalement, ce n'est pas la partie chirurgicale que je redoutais car, placée sous anesthésie, le patient ne ressent pas de douleur au cours de l'intervention. Ce que je redoutais, d'expérience, c'était les soins postopératoires. Contrairement aux précédentes interventions, celle que je venais de subir me laissait une ouverture plus profonde et plus large qui allait exiger la pose de mèches dont j'avais déjà expérimenté les aspects douloureux. Me fiant à mes expérience antérieures, je n'avais pas idée de ce qu'allait être ma nouvelle épreuve. J'aurais aimé pouvoir disposer de mots nouveaux pour exprimer la souffrance que j'ai pu ressentir lors de mes premiers jours de soins. Je n'ai pour en parler que les termes de *"torture" - déchirement – calvaire -* Pourquoi faut-il que cela existe ? C'est inhumain. Sans préjudice aux personnels infirmiers chargés des soins postopératoires, je ne peux m'empêcher de me demander comment il se fait que, dans un monde aussi avancé que le notre, il soit encore possible de tant souffrir pour des soins postopératoires à domicile, sans que cela s'accompagne d'un suivi préventif, ou curatif, de la douleur ? La nature des mots ici importe peu. Malgré tout, je ne saurais exagérément me plaindre, car j'ai le privilège, considérable, d'être accompagnée par une équipe de deux infirmiers à domicile qui, au-delà de leur abord sympathique, exercent leur métier avec compétence, pour autant que j'ai qualité à en juger, mais en plus, avec une grande prévenance. La répétition de leurs visites a fini par m'en faire des amis. Fabienne et David, tels sont les noms de ces anges gardiens d'un nouveau genre, contribuent au soulagement de mes souffrances par la passion qu'ils apportent à l'exercice de leur métier, et en particulier par la compassion et l'empathie dont ils entourent ceux qu'ils soignent avec un professionnalisme méritoire; la bonne humeur en prime. C'est pour moi une grande chance que de les avoir.

Sans me lancer dans des descriptions fastidieuses, je dirais que les premiers jours de soins consistèrent au retrait du pansement. Vint ensuite l'extraction de la mèche profondément engagée dans les chairs *(La plaie opératoire est maintenue ouverte pour en drainer le pus),* avant le placement d'une mèche propre qui marque le temps d'enfer de l'opération précédant l'application de sparadrap pour protéger ce que l'on ne saurait qualifier autrement que de blessure.

Les jours qui suivirent prirent un tour militaire : 9h 30 Réveil et levé, quand la nuit s'était bien passée... - 10h 00 : A la manière d'un addict à la cocaïne, je me shoot avec deux *Acti-Skenan (Médication de conditionnement, présumée prévenir la douleur, à prendre deux heures avant l'arrivée des infirmiers).* Ces deux heures d'attente entre la prise du médicament et l'arrivée des infirmiers me plongent dans l'angoisse, tant est grande mon appréhension de ce que je vais devoir endurer. J'en ai l'estomac noué et des nausées à l'idée de ce qui m'attend. Pour dire à quel point mon appréhension est grande, mes soignants me feront plus tard remarquer que mon portail à toujours été fermé à clé dans la période des soins douloureux et que, surprise, ils l'ont ensuite trouvé ouvert, une fois la période difficile écoulée. Comme si, inconsciemment, j'avais tenté de retarder le moment fatidique.

On sonne au portail. Les infirmiers sont là. Les pauvres sont presque penauds en sachant ce qu'ils vont devoir me faire subir; ils tirent des têtes qui, à elles seules, suffisent à révéler la difficulté de leur mission. Exerçant un métier dont la vocation est de soulager leurs semblables, l'idée de devoir les faire souffrir ne les laisse pas indifférents; ce qui est tout à leur honneur. – Les soins terminés, j'éprouve dans le bras des élancements profondément douloureux, qui vont se prolonger jusque tard dans la nuit, ne s'atténuant qu'au petit jour. Mon répit, hélas, ne sera que de courte durée, car le même scénario va devoir se répéter avec l'exigence d'un changement quotidien des mèches. La douleur, cette vieille compagne de ma vie, finira par redevenir supportable par l'accoutumance que peuvent donner plus de vingt années d'endurance. Avec le temps, mon corps, ainsi que mon esprit, se sont familiarisés avec la douleur. Je le vérifie, par le fait qu'au tout début un seul abcès exigeait le recours systématique à un antalgique, alors qu'aujourd'hui il m'arrive de me rendre à mon travail avec deux, quand ce n'est pas trois abcès, sans prendre d'antidouleur.

Le quarante-sixième jour fut celui de ma délivrance, avec la pose de la dernière mèche *(La dernière pour cette fois)*. Mon soulagement fut tel, que si mes moyens me l'avaient permis, j'aurais sablé le champagne. La blessure béante, que le chirurgien avait laissée ouverte pour en drainer le pus, avait fini par se remplir d'une chair de remplacement. Ne restait plus à cet instant que la cicatrice de surface. Le traitement de la plaie ouverte avait progressivement remplacé la mèche par un tulle gras, destiné à éviter que la compresse d'obturation de l'orifice ne colle sur les chairs. Ma cicatrisation se passait bien, et je pouvais m'estimer heureuse au regard des complications que d'autres connaissaient, à savoir, un ou plusieurs abcès susceptibles de se reformer avant même que la plaie ne soit complètement refermée. A ce stade, plusieurs jours, sinon des semaines, seront encore nécessaires pour parvenir à une cicatrisation complète avec fermeture des ulcérations. Du temps, encore, s'imposera pour qu'un épaississement des tissus attenue suffisamment la sensibilité des cicatrices, autorisant les mouvements et la friction provoquée par les vêtements. – L'image paraitra peut-être libertine mais, avec les années, les culottes me sont devenues insupportables. Si je me risquais à en porter les élastiques provoqueraient, immanquablement, en quelques heures, de nouvelles poussées inflammatoires. En ce qui concerne les soutien-gorge, j'ignore combien de temps il me sera donné de les supporter, bien que je choisisse les modèles les mieux adaptés, *pour autant qu'ils existent*, tels que ceux avec des bretelles larges, sans armatures et en coton. Le résultat final se traduit par un recours prématuré à la garde-robe de ma grand-mère, dépourvue de toute fantaisie à froufrous.

L'idéal vestimentaire avec la maladie de Verneuil, résiderait dans l'adoption du costume d'Adam et d'Ève résidant sur une ile déserte, sinon dans un camp de naturiste; encore que, dans ce cas, de bonnes âmes nous demanderaient probablement de nous rhabiller pour provocations consécutives à la laideur de nos cicatrices.

Durant mes arrêts de travail, je me plonge sur *"la toile du net"*, errant à la chasse au réconfort. Comment, me direz-vous, puisqu'il n'existe pas de remède ? Je vous répondrai que dans cette démarche, ma quête est celle de tous ceux qui souffrent du même mal, avec l'espoir de trouver à leur contact, où à travers leurs témoignages, le réconfort par le partage d'un même vécu, le partage d'un même calvaire. Indépendamment de cela, on trouve sur le *"Net"* des conseils, des remèdes de bonne femme, dont il arrive que certains apportent un soulagement ponctuel. Je trouve là des recettes pour soulager tous les maux additionnels du quotidien: Réduction des démangeaisons cicatricielles corporelles, confort de l'âme, résorption du stress par le Yoga, ou détente par le coloriage pour adultes, découvert sur un site et qui me réussit très bien. L'essentiel étant de sortir des affres de mon isolement en ne restant jamais inoccupée; fusse par des échanges sur le partage du mal dont je souffre avec d'autres personnes qui en sont aussi les victimes. En effet, avec qui pourrait-je le mieux en parler avec une chance d'être comprise, si ce n'est avec ceux ou celles qui traversent la même épreuve ?

Il m'arrive parfois de plaisanter, malgré mon cœur lourd, sachant que j'aurais du mal à faire comprendre ma souffrance, faute de pouvoir en entretenir les gens de mon entourage qui, au plan humain, finiraient par abdiquer sous le poids d'un partage au-dessus de leurs forces. Comme l'a dit l'écrivain anglais Graham Green: *«Personne ne sait combien de temps peut durer une seconde de souffrance. Elle peut durer le temps d'un purgatoire ou toute l'éternité. »*

Mes journées se déroulaient dans une rigueur qu'aurait appréciée l'instituteur d'une école du dix-neuvième siècle: Se réveiller, souvent après une nuit tourmentée – Se lever – Se "shooter" – Avoir mal et souffrir – en poursuivant la journée sur ce rythme. – Après ma dernière opération, trois semaines me furent nécessaires avant de pouvoir réduire la Morphine, et deux de plus pour en suspendre l'usage.

Cette année 2014 a marqué un tournant dans mon existence. Héritière d'une nature enjouée, je sens cependant que l'accumulation des épreuves m'use à petit feu. Bien que m'inspirant du roseau qui plie sous le souffle de la tempête, j'ai de plus en plus de mal à me redresser quand s'éloigne le mauvais temps. Mon optimisme d'autrefois peine à retrouver son dynamisme au dénouement de chaque nouvelle épreuve.

Le stade "3" de la maladie, dans lequel je viens d'entrer, voit celle-ci multiplier ses assauts, comme si elle pressentait l'issue de cette bataille dont elle sait qu'elle sortira victorieuse. Je me sens envahie et, à certains moments, submergée par l'inquiétude de savoir comment s'achèvera mon existence. Dans quel état de délabrement physique et mental serai-je au stade ultime ? Aujourd'hui je ne suis plus déjà qu'une moitié de femme avec une invalidité de niveau "**1**" à 50%. Le temps est proche où les progrès du mal m'ôteront la moitié qui me reste en me contraignant au 100% de l'invalidité de niveau "**2**". - Me dire que, sous peu, je n'aurai plus d'utilité pour la société par mon incapacité à travailler... Mes idées tourbillonnent, me donnant l'impression d'une personne qui se noie et qui tendrait désespérément vers une âme secourable une main que personne ne vient saisir.

On me parle de plus en plus souvent de recours aux antidépresseurs. C'est là un autre sujet d'inquiétude, si l'on considère que 50% des personnes atteintes de la maladie d'Alzheimer y ont été soumises avant de sombrer dans leur monde de grisaille. Toutes ces pensées m'agitent, que je ne peux partager, faute de pouvoir convier mon entourage et mes amis au spectacle de mon théâtre d'ombres...

Le regard des autres... Que ne ferai-je pas pour l'éviter. L'appréhension qui s'y associe me crée des interdits; ainsi, je ne saurais m'autoriser le port d'un *"débardeur"*, comme j'en utilisais autrefois pour faire du sport ou conduire certains travaux. Lorsqu'aujourd'hui il m'arrive d'en porter un, je le couvre pudiquement d'une chemisette à manches courtes. Fini le temps des petites robes d'été à brides, si agréables à porter pour de longues promenades dans le temps des vacances. Ce vêtement qui, dans une véritable communion avec la nature, me permettait de jouir de la douce caresse de la brise venue de la mer. Aujourd'hui, je le réserve à la maison, loin des yeux indiscrets. Une maigre compensation m'est accordée, par l'exercice d'un métier dans lequel les gens, familiers de la souffrance d'autrui, ont appris à ne pas juger, en acquérant la capacité de se mettre à la place des autres. Dans mes moments de misère, je dispose d'un système de S.O.S[13]. Ma famille et mes amis proches étant au fait de mes misères, j'ai la faculté de les mobiliser. Un simple coup de fil ou un petit S.M.S, trouveront toujours deux ou trois généreux mousquetaires prêts à s'enrôler pour répondre à mon appel. A défaut, je recours à un message sur *"Facebook"* disant : *« Pff... J'ai le moral dans les chaussettes... »* Pour que, dans la minute qui suit, je croule littéralement sous des témoignages de soutien qui me font un bien immense. - Vive internet !

Ma chance, dans mon malheur, est d'avoir eu à ce jour le privilège, car c'en est un, de voir

---

[13] **S.O.S :** *S*ave *O*ur *S*oul (Sauvez nos âmes, en anglais), terme d'appel de détresse utilisé par les navigateurs en perdition.

mon visage épargné par la maladie. Un privilège qui me permet de dissimuler mon mal en le soustrayant à la curiosité morbide des passants malveillants. Je ne pourrais, sans cela, accepter de m'exposer à la pitié ou à l'expression de répugnance de tous les *"généreux bien-pensants"* qui, vous voudrez-bien me pardonner, nous donnent parfois le sentiment de jouir de notre malheur. C'est tout juste si certains n'en arrivent pas à nous reprocher d'avoir le front d'exposer nos hideurs sur la voie publique. Invoquons pour eux le cri du Christ : « *Père, pardonnez-leur, car ils ne savent ce qu'ils font* ».

Combative malgré tout, je me contrains à positiver. Il m'arrive qu'invitée chez des amis, je me trouve en pleine crise. Pour donner le change, je me *"shoot"* à la morphine, laissant à mon compagnon, Farid, le soin d'assurer la conduite de la voiture au retour. Les amis qui me connaissent et savent déceler les fluctuations de mon état, m'installent alors dans un fauteuil confortable en me calant sur la surface adaptable du coussin ergonomique que j'ai toujours à portée de main. Ce coussin, gardien attentif à la préservation du pôle

Sud de mon individu, dont je ne saurais me séparer, constitue l'ultime rempart protecteur de mon fondement Enverneuilé...

Au risque de me répéter, je dirais que notre meilleur soutien s'associe au privilège d'un environnement familial attentif et dévoué. Il est cependant une question qui se pose : Jusqu'où peut aller ce dévouement ? Pour des raisons aisément compréhensibles, je ne souhaite pas devenir un boulet pour ma famille et pour mon entourage dans lequel s'inclut mon conjoint. Lorsque mes souffrances sont trop profondes, il m'arrive de faire appel à son aide pour me vêtir ou me coiffer. Je ne me résous à cette extrémité que dans les situations extrêmes où je n'en peux plus, et quand j'atteins à la limite de mes forces. Le fait d'avoir mal ne m'empêche pas de faire ce que j'ai à faire dans la limite de mes ressources physiques. Sachant que la chose ne conduirait à rien, j'évite de me plaindre et de gémir, convaincue que cela ne ferait que lasser les gens de mon entourage en les démobilisant. C'est tout au moins ce que j'imagine en tentant de me mettre à leur place, dans la considération d'un comportement humain. Sur un même plan, ne souhaitant pas démotiver mes amis par des refus répétés à leurs invitations, par suite de la contrainte de ma MV, je prends sur moi en me *"shootant"* à la morphine, et je finis par satisfaire à leurs invitations en recourant à un aimable chauffeur pour me convoyer.

Mon épreuve dans la gestion de mes souffrances s'accroît de la peine qu'éprouvent mes proches et, plus spécialement, ma mère. Je n'ai pas d'enfants, mais mon instinct de femme me permet, sans difficultés, d'imaginer ce qu'elle endure dans une misère à deux niveaux : Son impuissance à me soulager et, plus difficile encore, le sentiment d'une responsabilité directe ou indirecte dans ce que je vis, du fait d'une origine génétique du mal. Directe, si la chose viendrait de sa lignée; indirecte dans le cas contraire, par le sentiment d'une responsabilité pour m'avoir donné un géniteur porteur des gènes coupables. Nous sommes, l'une en face de l'autre, à la manière de deux joueurs de tennis qui joueraient en s'ignorant, laissant passer les balles sans les rattraper, de crainte d'éprouver du mal à leur interception. J'évite de lui confier mon stress et mes souffrances, tandis qu'elle s'efforce de me cacher son anxiété et le désespoir découlant de son incapacité à me soulager. Je me demande souvent si nous n'avons pas tort de prolonger ce jeu du chat et de la souris qui n'abuse personne ; convaincue que la rétention de notre ressenti nous fait plus de mal que de bien, en tentant d'enfouir nos pensées au tréfonds de nous-même où elles finissent par nous ronger. Mieux vaudrait peut-être étaler tout cela en pleine lumière, dans l'accès à une franchise qui libèrerait nos échanges. Son inquiétude me peine et, plus le temps passe, plus elle gagne en âge, plus son souci va croissant. Je m'emploie à dédramatiser les situations en ne lui disant pas ce que j'éprouve vraiment mais, une mère à la capacité de lire sur le visage de ses enfants et je ne saurais la tromper avec un sourire de circonstances. La douleur a son langage qui s'ins-crit sur les traits comme sur les pages d'un livre. Elle n'a nulle nécessité de me voir pour savoir où j'en suis. Un échange téléphonique suffit pour que le son de ma voix supplée à la vision et, dès qu'un doute prend place, j'ai, dans l'instant, l'annonce de sa visite. J'ai d'autant plus de difficulté à la protéger en lui évitant la connaissance de mes difficultés, que c'est généralement vers elle que je me tourne quand les épreuves me rattrapent.

J'ai dis que je ne voulais pas d'enfants. Cette vérité n'a pas toujours eu cours. Quelle femme normalement constituée pourrait affirmer de sang-froid une telle chose ? J'ai, ainsi que mon compagnon, espéré en avoir à l'époque où nous pensions que ma maladie n'était qu'une simple furonculose due au staphylocoque doré ; les médecins m'ayant affirmé que celui-ci n'était pas transmissible aux enfants. Cela, c'était dans les années *"2000"* où, pour ce faire, nous avions même étés jusqu'à tenter l'insémination artificielle. Le ciel, et je l'en remercie, n'a pas voulu nous exaucer malgré cinq tentatives. Nous en sommes restés là. Aujourd'hui, j'en suis à considérer cet échec comme une chance et un bonheur. Si j'avais donné la vie, mes enfants en seraient aujourd'hui à affronter comme moi la MV et son calvaire, avec pour différence qu'ils auraient sus plus tôt que moi à quoi s'en tenir, endurant un prolongement de leurs souffrances qui seraient venues achever mon désespoir. Je me serais retrouvée dans la situation de ma propre mère, qui ne cesse de me dire qu'elle donnerait tout ce qu'elle a au monde pour pouvoir prendre sur elle le mal dont je pâtis.

Quand le flux des pensées moroses et négatives m'envahie ; du type : *"J'en ai assez de vivre, je ne ressemble à rien"*, la présence de ce véritable *"Alien"* qui occupe mon corps m'ôte toute joie de vivre, je suis excédée par la souffrance et la fatigue, alors... Je m'évade par le biais d'occupations créatives à l'aide desquelles je meuble mon esprit. La musique m'est une grande consolation agissant à la manière d'un stimulant. Je m'éloigne de chez moi ; de ce lieu qui suinte les douleurs et les images de ma déchéance. Je vais voir ceux de mes amis qui me maintiennent leur sympathie et leur soutien, devenus terre d'évasion et exutoire de mon martyre, en même temps que témoins de mon tourment. J'ai assez d'un combat mené dans l'ombre comme s'il était chose honteuse alors qu'il devrait être méritoire. Je m'insurge aujourd'hui contre le fait de subir une souffrance immérité et qu'il me faut de surcroît tenir cachée pour ne pas incommoder *"les autres"*. J'ai ouvertement envie de dire au gens, *« Au nom d'un privilège dont vous n'êtes pas conscients, vous avez été épargnés par le mal. Ne détournez pas votre regard de ceux qui en souffre, car nul ne sait ce que réserve demain. Au lieu de nous fuir, joignez-vous à nous en vous mobilisant à nos cotés, afin que ceux qui en détiennent le pouvoir mettent en œuvre la recherche qui éradiquera ce mal tout droit venu de l'enfer. Passe pour les adultes, mais ne laissez pas souffrir les enfants dont l'innocence ne peut comprendre le pourquoi de ce qu'ils subissent... »*

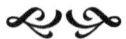

CHAPITRE VI

Pèlerinage chez les damnés

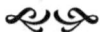

Il est un surcroit de mal commun à ceux qui souffrent; ce mal, c'est le sentiment d'isolement, celui d'une effroyable solitude. Les malheureux qui, durant la seconde guerre mondiale, connurent les horreurs de la déportation, disposaient de la maigre consolation d'avoir autour d'eux des gens avec lesquels, sans qu'il leur soit besoin de parler, ils pouvaient communier par le partage, et qu'ils savaient capables de comprendre, par l'échange d'un simple regard, les maux qu'ils enduraient. La maladie de Verneuil, comme tout mal qui répugne, éloigne l'entourage, laissant celui, ou celle, qui en est atteint au sein d'un véritable désert. Souffrant de cette solitude, j'ai décidé d'aller à la rencontre de ceux dont un destin malheureux a fait mes semblables. A cette fin, n'en ayant pas personnellement la faculté, j'ai mis à contribution l'ami qui m'a aidée à rédiger ces lignes, que la nature a privilégié du don des langues. Nanti d'un bâton de pèlerin, je suis parti avec lui à la rencontre de mes sœurs et de mes frères de misère dans le monde, afin de trouver auprès d'eux l'écho de mes propres souffrances, avec l'espoir que cela me serait un réconfort, à défaut d'un soulagement. C'est ainsi que j'ai pu m'entretenir avec des *"Verneuillés"* de plusieurs pays. Je n'expose dans mes pages que quelques un de mes contacts aux USA et sur des sites français. *A noter que j'ai reconduit, à l'identique, les écrits des témoignages recueillis, ne me reconnaissant pas le droit de les modifier, fusse au plan de l'orthographe.*

Je commencerais par Laura, aux États Unis, qui a découvert la maladie à travers son fils. Je lui laisse la parole :

a ... C'est par la connexion à un site internet que j'ai découvert la maladie dont souffrait mon fils. Je commençais par découvrir qu'il n'était pas le seul dans son cas, et que de nombreuses personnes présentes sur le site étaient confrontées au même problème. C'est là que j'ai pu mettre un nom sur son mal que les médecins jusque-là consultés n'avaient pas identifié, parlant de *"furonculose récidivante"*. Cette maladie, dite de Verneuil, portait le nom savant de *"Hdradenitis Suppurativa"*. Il convient de dire qu'à cet instant, Paul avait déjà subi trois interventions chirurgicales, et qu'il était en instance d'une quatrième. Son état devenait vraiment sérieux. Nous ne savions jusqu'alors que penser, du fait qu'il n'avait jamais eu d'Acné juvénile. Tout avait commencé par une impressionnante tumeur sur sa nuque, faisant pendant, avec la même horreur, dans la zone qui lui servait à s'asseoir. Profondément choqué, il avait cessé de s'alimenter, au point de perdre quarante-cinq kilos. Cela eut au moins l'avantage de soulager une partie de ses douleurs par la réduction de la pression s'exerçant sur son fessier lorsqu'il s'asseyait. La chance voulu que nous disposions, à proximité de chez nous, d'un expert mondialement connu.

Renouvelant nos visites sur Internet, nous nous mîmes à rechercher tout ce qui pourrait apporter un soulagement à Paul, du fait de la carence des compétences pour la spécificité de sa maladie. Toutes les recettes furent essayées : Le temps quotidien sous l'eau chaude, les produits à base de zinc, l'argile verte, et j'en passe. Ces trois derniers étant les seuls ayant donné quelques résultats, quoi que certains puissent en penser. Consultant la littérature spécialisée, dont le livre d'Elaine Morgen's, *"Les cicatrices de l'évolution"*, postulant que l'une des causes de la maladie de Verneuil pourrait être une conséquence de notre adaptation au milieu aqueux durant la période aquatique de notre processus d'évolution. *(Pourquoi pas...)*. Parmi les aliments les plus riches en Zinc, nous avons, au passage, noté les huitres. Paul n'était pas au bout de ses peines. Une fistule anale apparue qui nécessita une nouvelle intervention chirurgicale. Par chance, son nouveau médecin disposant de compétences étendues, pu lui apporter quelques soulagements par l'utilisation en applications de sa propre fibrine[14] centrifugée. Mon récit pourrait être prolongé, mais il risquerait de devenir fastidieux par la répétition quotidienne de nos épreuves…

Loretta :

… Loretta fait partie des victimes de Verneuil qui, souvent, l'âme en peine, trainent sur le Net. Elle signale que la carence en Zinc et en Cuivre peut contribuer à l'intensification des crises. Faisant part de sa propre expérience, elle indique que les fistules sont souvent liées à la constipation. – J'ai, dit-elle, en ce moment, une fistule au niveau du coccyx, qui s'est déclarée voici deux ans, alors que je n'avais que dix-sept ans et que j'étais encore au lycée. Il se trouve que mon frère et mon père connurent les mêmes déboires. Mon père en souffrit dans sa jeunesse et fut l'objet d'une intervention chirurgicale qui, par chance, lui évita la récidive. Ce genre de désagré-

---

[14] **Fibrine :** *Élément de la composition sanguine à la base de la coagulation du sang.*

ment semble répandu car mon frère eut connaissance de plusieurs copains ayant souffert du même problème. Chez d'autres sujets, le coccyx apparait comme une zone de prédilection du mal. Des fistules, peuvent apparaître, ainsi que des enflures très douloureuses susceptibles, à la suite d'un heurt ou d'un coup, de donner lieu à une plaie exigeant la pause de drains pour obtenir une cicatrisation. J'en ai fait l'expérience personnelle en heurtant mon coccyx à une surface dure qui déclencha l'enflure et une épouvantable douleur. Je supportais cette enflure deux ans durant, avant qu'elle ne finisse par s'ouvrir sans jamais se cicatriser depuis, nécessitant la pose permanente d'un drain. Ma seule consolation est que cette contrainte a considérablement réduit la douleur. Après deux années écoulées au cours desquelles ma mère me tarabusta pour voir un docteur qui me soigne *(Elle craignait que je n'aie un empoisonnement du sang)*, je me suis finalement décidée à planifier une intervention chirurgicale pour couper tout ça. Lorsque le chirurgien se prépara à tailler dans ce qui était une ouverture de deux centimètres au centre d'une enflure qui en faisait quatre, il m'ôta en fait un énorme morceau de chair et de muscle sur la zone basse et droite de la partie supérieure de ma fesse. Les deux semaines qui suivirent furent un enfer.

Il me fallait à présent me rendre chez le docteur pour s'assurer de la bonne voie de ma guérison. Après le retrait des points de suture, il brûla par deux fois les chairs à l'azote liquide pour en accélérer la guérison. J'eu la chance, dans mon cas, de ne pas voir revenir le mal et la guérison se passa très bien. Je me demande aujourd'hui si le traitement, suivi à l'époque, par l'administration de zinc et de cuivre à forte dose, ne fut pas la cause d'une récidive de la fistule qui se déclara un peu plus tard, entre dix-neuf et vingt ans.

L'un de mes cousins eut aussi à endurer une fistule anale vers le même âge, ainsi que son frère. Ils avaient tout deux l'habitude de corser leurs plats à l'aide de fortes doses de poivre noir. Je me demande si, là ne réside pas la cause de leurs problèmes. Je n'en veux pour preuve que leurs fistules se résorbèrent dès qu'ils cessèrent cette pratique. Mon propre frère connut un phénomène équivalent. Bien que dans l'ignorance du mécanisme à la base de ce constat, j'en fais mention pour le cas où cela pourrait aider quelque lecteur à résoudre un problème semblable.

Elena eut aussi à endurer les tourments d'un abcès ayant engendré une fistule tentaculaire, comme elle tenta de nous l'expliquer : Je lui laisse la parole :

... Je pense qu'il y a lieu de rappeler ce qu'est une fistule et le mécanisme de sa genèse. La fistule prend corps lorsque la pression née de l'inflammation se force un passage entre un organe interne et l'abcès en évolution. Elle peut aussi provoquer un passage entre un organe interne et l'extérieur du corps. De même, un canal résultant d'un simple anthrax peut aussi être considéré comme une forme de fistule. Cependant le terme de fistule s'applique plus communément au passage forcé créé par la poussée d'un abcès creusant directement un tunnel d'un organe à un autre. C'est ainsi qu'un abcès pourra répandre ses sanies et infecter de nombreux organes de proche en proche. Le processus infectieux sera alors susceptible de progresser dans de nombreuses directions, et s'étendre de manière tentaculaire sur de larges espaces, colonisant les fissures, les cavités, et tous les vides susceptibles d'être saturés. Chez la femme, la morphologie spécifique se prête particulièrement à ces invasions polluantes. Les fistules sont ici susceptibles de forer des passages reliant le rectum au vagin avec écoulement permanent de la matière fécale de l'un à l'autre organe. Une fistule peut aussi forcer un passage entre les glandes apocrites[15] du rectum et le gros intestin, avec la possibilité d'un débouché extérieur à travers la peau. Le côté répugnant de la chose rend compréhensible le fait que les personnes souffrant de ce mal s'abstiennent d'en parler à leur entourage. C'est positivement invivable. Il convient de souligner que les associations entre abcès et fistules peuvent se produire sur tous les points internes et externes du corps. Il est fréquent que les interventions chirurgicales destinées à les guérir soient mutilantes pour ceux qui y font appel.

L'écoute et la lecture des exposés des victimes de la MV sont révélatrices de la communauté d'expression des gens que vient torturer la

---

[15] **Glandes apocrites** : *Sécrètent une matière lubrifiante sur tous les points de l'organisme où elle s'avère nécessaire : Peau - Cérumen des oreilles – Paupières – Enveloppe des seins – Lait maternel, Cheveux, etc.. Elles dégagent une odeur.*

maladie de Verneuil, ce mal démoniaque. En glanant ici est là les cris d'angoisse de ceux qui souffrent de mon mal, j'ai retrouvé en eux mes propres mots, mes propres appels, mes propres implorations pour qu'un terme soit mis aux souffrances endurées. Leurs clameurs pétries de révolte, quand ce n'est pas de désespoir, n'auront pas été vaines. Le témoignage de leurs tourments m'aura aidée à supporter les miens. Piètre consolation direz-vous que de savoir que d'autres partagent le même mal, mais un soutien cependant que celui de la découverte de n'être pas seule ; de savoir qu'il existe des êtres qui me ressemblent, susceptibles de comprendre ce que j'endure sans le secours des mots. Qu'ils en soient ici remerciés.

A un anonyme : Dont je restitue l'écrit tel qu'il l'a rédigé. Toi l'inconnu, si tu te reconnais un jour dans mon document, contacte-moi car j'apprécie tes vérités.

Août 2009

Les emmerdes de la vie quotidienne sont les mêmes pour tout le monde.

La différence avec les autres c'est un corps qu'on soigne comme on peut et qui porte toujours de nouvelles cicatrices. Un corps qui ne ressemble pas à ce qu'il était encore il y a 2 ans, tout chamboulé après de trop nombreuses *"poussées"* suivies de leurs opérations. Le bistouri électrique, ça nettoie et ça creuse aussi, et ça laisse des traces... moins pire qu'une poussée de Verneuil et beaucoup plus propre... La cicatrisation c'est long. Et après ? Une rémission ? Peut-être... ou peut-être pas... L'incertitude, ça c'est le pire des tourments; passer de l'espoir au désespoir en l'espace d'une nuit ou d'une journée de travail. Et entre deux crises, on s'aperçoit qu'on attend la prochaine ; on en oublie de vivre vraiment... Les amis sont là, les séances de relaxation aussi, mais dans le rire aussi y'a comme une fêlure, ça fait du bien de rire mais ça n'efface pas tout... On s'enferme dans des murs, physiques comme un appartement, psychologique comme une protection contre les autres. Seulement on ne vit plus, on attend toujours la prochaine crise, et quand elle est là c'est presque un soulagement et une justification: Tu vois ça n'aurait servi à rien de s'ouvrir et de prévoir et de s'engager, j'aurais été arrêté en plein élan et ramené de force à la souffrance et à l'isolement...

J'ai envie de rompre cette spirale mais quand ?

***A Hélène (Rhône)** : Si mon témoignage parvient à l'édition, j'aimerais que tu te fasses connaitre car tu es pour moi une sœur qui communie dans la même souffrance.*

Je viens de ressortir ma bouée cachée au fond du placard...

« Il » est revenu ! Il est là bien calé, un peu à l'étroit, certes, mais débonnaire, rougeaud et bedonnant, bien au chaud entre les deux hémisphères !!! C'est curieux comme quand tout va bien on oublie vite ce que ça représente en douleur et en gêne insupportable ! Cela fait soixante-douze bonnes heures que nous cohabitons et si au début, je donnais facilement le change, ce soir, je n'en peux plus !

Depuis trois jours, je me trimbale à mon boulot, faussement décontractée, les mains dans les poches et le pas ralenti en me disant qu'il vaut mieux avoir l'air nonchalant que malade.

Le plus dur, c'est les réunions qui n'en finissent pas, où il faut avoir l'air de s'intéresser à des trucs dont on a plus rien à faire tant la douleur monopolise l'esprit. Surtout ne pas trop bouger, avoir tout à portée de la main ; ne pas tousser, même ça, ça fait mal. Et puis se relever trois heures après – Ça c'est l'horreur – pas trop vite, mais pas trop lentement, avec l'air satisfait d'une fin de réunion constructive. Serrer quelques mains, lancer un « *à lundi* » plein d'enthousiasme et se forcer encore une fois à rentrer le ventre, serrer les dents et les jambes en souriant, et quitter la pièce bien droite sous le regard des « autres ».

Croiser la bonne copine qui lance :

- Salut, ça va ?

- La grande forme, et toi ? Et surtout ne pas attendre la réponse parce qu'on s'en fout dans ces moments là.

Ça fait soixante douze heures… Ce soir c'est fini, je n'ai plus qu'à attendre que mon Alien explose.

Lundi, je n'irai pas bosser, les réunions sont terminées, ils n'ont plus besoin de moi et s'en passeront.

Août 2010

A Clémence *(Ardèche)* : *A toi aussi, Clémence, je fais la même invite qu'à Hélène. Contacte-moi si jamais tu lis ce document. Ta lettre est brève, mais si révélatrice de ce que nous endurons. Ton témoignage m'est cher car reflet de ce que je ressens et endure. Merci pour ton partage. Merci pour ton langage si direct et drôle qu'il est parvenu à me faire sourire à travers mes larmes...*

... Je me présente : Clémence, j'ai 26 ans et je suis atteinte de la Maladie de Verneuil. « De quoi ? Je ne connais pas ? C'est quoi ? »

Quand cette conversation se passe entre amis, rien d'anormal dans ces cas-là, il suffit d'expliquer avec les bons mots quel est ce mal. Mais quand la même conversation se passe entre un patient et un médecin, là, c'est une situation assez déconcertante...

Je commence donc mon histoire dès le début :

Suite à un choc émotionnel très dur, Verneuil se réveille avec la ferme intention de *« M'arranger le derrière ».* Bien sur au début le nom de Verneuil est inconnu de tous.

Mes Fesses ont, avant d'être malades, été appelées furoncle ; j'ai eu des poils incarnés *(A bon? Je suis poilue aux fesses ?? Non mademoiselle ! Justement ils poussent dedans !...),* J'ai de nombreuses fois entendu de la part de personnes de mon proche entourage, celui encore présent aujourd'hui par devoir familial ! Personnes que je ne citerai pas plus par respect pour mes enfants qui, je l'espère de tout cœur, ne déclareront pas la MV[16] en vivant proche de ces personnes qui ont l'élégance des Pustules dont ils parlent ! Je me bats pour eux aussi parce que je sais qu'ils ne sont pas à l'abri et que ce monde est rude avec les gens malades !!!

Enfin, revenons à mes Fesses qui depuis, ont voyagé. Elles ont des kilomètres comme on dit ! Et pour cause, elles sont passées entre les mains

---

[16] **MV :** *Abréviation pour "Maladie de Verneuil"*

d'incompétents, bouchers, entre des mains se disant compétentes mais qui étaient ignorantes. Mes Fesses ont aussi fait la connaissance d'objets hors du commun : une lampe frontale, une loupe et c'est parti pour un petit tour direction : « *My Rectum Valley* » ! Quelle aventure !! *(...)* Mes Fesses ont aussi connu les scalpels à vif qui entrent dans leurs chairs *(Les fameux bouchers)* et après, les mèches qui jour après jour sont enfoncées dans les trous *(Ceux faits au scalpel !)* pour que la cicatrisation se fasse le plus lentement possible...

Et dans tout ça, je vous épargne mes hurlements, mes cris, mes larmes.

Je vous épargne bien des détails vécus, par moi, par mes proches, je vous épargne ce qu'ils vivent encore maintenant et ce qu'on voit parfois dans leurs yeux, cette pointe de *« je ne te crois pas »*...

Je vous épargne ce qui coule, colle, suppure, je vous épargne l'odeur de ces bouts de nous qui meurent...

Le chanteur Guillaume Legrand dit dans une de ses chansons : "*Il y a du beau dans la haine, Il y a du beau quand ça saigne...*"

Et bien voilà je vous présente mes Fesses et moi-même leur propriétaire, je vous présente la maladie de Verneuil, cette maladie qui nous ronge morceaux par morceaux !

Je vous présente mes Fesses à ce jour, pour que lorsque *« Ça parle sur mon Cul »* on sache de quoi il s'agit !

Et je prête mes Fesses pour que chaque regard qui se pose dessus se dise qu'au-delà des apparences il peut y avoir d'incroyables souffrances, que cette maladie se cache dans des coins, recoins, et qu'elle peut paraître invisible !

Je veux que cesse ces regards interrogateurs, lorsque nous disons, nous malades : *« Je suis fatiguée, je n'ai plus de force, je n'en peux plus de ce corps »*... Regardez en face contre quoi on se bat! Ça s'appelle VERNEUIL !!!

Je veux essayer de faire comprendre ce que vos yeux ne voient pas !

Un ange m'a aidé à m'aimer, un rêve comme un voyage où, du bout de ses doigts, il m'a montré que pour lui la maladie n'existait pas ! Quelques mots pour que rien ne s'oublie, quelques mots pour qu'il se rappelle, qu'un ange a des ailes...

Pour ce que tu es et tout ce que tu sais déjà : ♥ !

Je ne suis que moi pour demander que les choses évoluent mais, tous ensembles, avec votre aide, on peut faire en sorte que la situation des malades de Verneuil change !!!

Pour mes Copains et Copines atteints de la maladie de Verneuil, je ne veux plus qu'on parle de Verneuil, je veux qu'on me regarde droit dans les trous de mes Fesses *(...)* !

Je veux qu'on nous regarde, qu'on voit le fond des plaies de chacun et chacune qui porte Verneuil à bras le corps et qui vit avec ces lésions et qu'on reconnaisse notre souffrance !

———————————

Mon pèlerinage chez les damnés m'a apporté énormément. J'en suis revenue comme d'une visite en terre sainte, étrangement ragaillardie par la découverte d'un univers dans lequel je me croyais seule mais que j'ai découvert habité par ces créatures à part que constituent les occupants d'une terre où germent les souffrances et le tourment. Qu'ils soient de France ou du bout de la terre, j'ai, sans difficulté, compris leur langage car nous utilisons les mêmes mots, signe que nous appartenons à un même peuple de damnés. A la manière des animaux d'une meute que sépare la distance, nous lançons les mêmes cris de douleurs, comme le feraient les membres d'une horde dispersée s'interpelant au crépuscule. Bienvenue au club ! Oui, nous sommes membre d'un club de stricte observance, où ne sont admis que les privilégiés porteur de la MV. Nous avons nos rites et nos signes de reconnaissance. Il n'y a pas de catégories d'âges. L'admission s'opère par le mal. Comme l'a fait Clémence avec humour, nous pouvons y échanger des propos qui parlent des trous de nos fesses, sans offenser personne. Avec l'attitude régence et sérieuse des adeptes de l'art naturiste, qui peuvent, imperturbables, se contempler dans leur simple appareil en appréciant, en connaisseurs je présume, les détails de leurs anatomies respectives. Chez nous, ce ne sont pas les sexes qui se distinguent mais les ravages opérés par cette peste dont nous souffrons et qui nous fait classer nos vétérans à l'étendue de leurs cicatrices et au degré d'hor-reur et de répugnance qu'elles inspirent. On pourrait presque organiser des concours, assortis de récompenses honorifiques, au cours desquels seraient récompensées les plus belles performances de la maladie : Madame, ou Mademoiselle Unetelle, premier prix de fesse percée; Monsieur Untel, décorée de la cicatrice d'or pour un sexe résorbé, éradiqué par un abcès exceptionnel de dix centimètres... Comme vous voyez, j'élucubre pour traiter mon mal par la dérision ; pour lui montrer que je n'abdique pas et que je refuse de le laisser me détruire, en conservant la capacité de faire de l'humour, qui reste, à ce jour, mon seul remède.

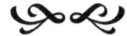

CHAPITRE VII

Demain viendra toujours

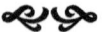

La pensée de mon devenir reste au centre de mes préoccupation avec, en filigrane, le secret espoir qu'un laboratoire finira par trouver un remède à cette chienlit qui pourrit mon existence et celle des miens. Les choses cependant évoluent. Ainsi, au tout début de la maladie, j'appréhendais terriblement l'approche d'une nouvelle crise. Cette idée obnubilait mes pensées et je me trouvais emportée dans un grand mal être qui me stressait au plus haut point. Tapi au fond de moi, mon mal se réjouissait d'un état de chose qui allait lui faciliter la tâche. J'ai très tôt compris cela ; bien avant que mon mal ne soit formellement identifié. Cela n'a pas empêché que plusieurs années m'ont été nécessaires pour acquérir la maîtrise me rendant apte à dominer la situation chaque fois que je ressentais les prémices d'une nouvelle poussée envahissante.

Mon passage du contrat CDD à un CDI joua un rôle dans mon évolution comportementale. Plus tard, d'autres facteurs vinrent s'y adjoindre tel que ma reconnaissance en tant que personne touchée par une maladie invalidante. A l'instant où je vous parle, je n'ai pas encore la perception des retombées du passage à une activité à mi-temps, considérant que la date de l'évènement a coïncidé avec celle de ma dernière grosse crise qui m'a value un nouveau passage sur le *"billard[17]"*. Je garde, malgré tout, l'espoir pour une année 2015 moins riche en émotions, qui me permettra de recouvrer un équilibre entre mon travail à mi-temps et les périodes de crises allouées à ma MV, qui jouit à présent d'un droit de cité sur mon emploi du temps. L'enjeu étant que cette dame envahissante n'outrepasse pas ce droit. Parmi les signes encourageants, j'entre dans ma dixième semaine de convalescence, suite à ma dernière exérèse. Mon bras va mieux, ma plaie s'est bien refermée et ma nouvelle peau s'épaissie doucement. On peut dire qu'à cet instant, tout baigne... On pourrait en tout cas l'espérer car, depuis cette nuit, Verneuil a entrepris une excursion dans mes bas-étages, en venant visiter sans vergogne mon coccyx et mon pubis. Cela s'avère prometteur pour les fêtes de fin d'année que je vais devoir passer allongée sur le flanc. L'an passé, à la même époque, j'avais rejoins ma famille chez ma mère et, comme j'étais également en crise, j'avais dû rester en pyjama. Cette année, considérant l'amplitude de l'offensive annoncée,

---

[17] ***Billard*** *: Expression argotique désignant une table d'opération.*

la chose étant de surcroît à la mode, je pense opter pour la djellaba.

Cette amorce de la reprise des hostilités par ma vielle ennemie la MV me crée des réminiscences, sorte de bilan des évènements avec inventaire des dégâts, comme cela se pratique après le passage d'un ouragan. Ma MV peut se flatter des résultats de son offensive. Au début de la maladie, mes abcès ne perçaient pas. En faisant abstraction de la douleur, ils se manifestaient par une enflure qui finissait par se résorber en laissant sur ma peau des marques foncées semblables à un hématome. C'est ainsi qu'elle commença à affirmer sa conquête. Je pouvais, jour après jour, suivre ses progrès par la simple observation de ces marques indélébiles qui marbraient mon corps, à la façon du moirage décoratif qu'effectuent sur le métal des armes les maîtres armuriers de la Manu[18] de Saint-Etienne. Je pourrais, par ce biais, me flatter de devenir un *"canon"* mais, croyez que je le déplore, ce ne serait pas celui de la beauté.

Avec le temps, les abcès prennent de l'ampleur et parviennent à percer, sans pour autant me dispenser des traces de leur passage, qui se

---

[18] **Manu :** *Nom familier donné par les Stéphanois à la Manufacture d'Armes de Saint-Etienne.*

manifestent, non plus par une simple marque colorée, mais par une cicatrice encore plus traumatisante. Encouragés par la passivité née de mon impuissance en l'absence de remèdes, les abcès en prennent à leur aise en tenant à présent de véritables meetings aux carrefours sensibles de mon anatomie, réalisant l'exploit de faire germer des cicatrices sur les cicatrices. Cette surenchère donne des résultats navrants car, en s'établissant sur des zones cicatricielles existantes, les nouveaux abcès soulèvent les couches précédentes en formant des excroissances du plus hideux effet. Une fois percées, les cicatrices passées donnent lieu à de nouvelles cicatrices ressemblant aux monticules tourmentés d'un champ de laves après une éruption. L'image ici trouve tout son sens, car c'est bien d'éruption qu'il s'agit.

Quand la masse de l'abcès s'hypertrophie, l'exérèse chirurgicale devient nécessaire, laissant des trainées larges et profondes, créant un parfait paysage de guerre en ajoutant les tranchées aux monticules et aux crevasses. Quand l'opération s'avère parfaite, point de tranchées, mais une belle cicatrice bien plane, qui met la touche originale faisant penser aux rustines que nous utilisions, enfants, pour réparer les chambres à air crevées de nos vélos. C'est ainsi que je me vois, peu à peu, couverte de rustines qui s'additionnent et se superposent, faute de pouvoir changer la chambre à air.

Je semble plaisanter, mais je vous fais grâce de mon désespoir, grandissant d'année en année à la vue de l'altération progressive et irréversible de mon corps. Mes larmes finissent par tarir leur source par l'excès de leur abondance. J'ai renoncé à me placer devant un miroir; la vision de ma déchéance physique m'étant devenue par trop insupportable. Si l'on me demandait ce que j'éprouve vraiment, je n'hésiterais pas à dire que ce que j'aperçois dans la glace n'est pas l'image d'un flétrissement, mais celle d'un être mutilé auquel on aurait donné mon nom.

Entre les crises, je m'efforce de me maintenir dans la société qui m'entoure, en m'essayant à vivre le plus normalement possible. Ma principale contrainte étant d'éviter les excès de fatigues qui pourraient relancer une offensive de la maladie. C'est ainsi que lorsque, dans mon travail, je suis d'équipe le matin, il m'arrive de m'imposer une sieste en rentrant. Il m'a fallu du temps pour y parvenir, et surtout pour en faire comprendre la nécessité à mon entourage qui, au début, m'abreuvait de ses sarcasmes du genre: *« Alors, tu vas faire une sieste comme les vieux ? »* - Aujourd'hui tout le monde est au fait de ce que j'ai. Pendant les vacances, quand je ressens une sensation de fatigue, je vais systématiquement me reposer sans désormais culpabiliser. De toute manière, au stade "3" de la maladie, c'est elle qui, à présent, dispose des initiatives décidant de mes temps de repos. Je respecte sa volonté, sachant que si la fantaisie de passer outre me prenait, je franchirais le seuil fatal d'une nouvelle *"poussée"*. Il suffit pour cela que je porte quelque chose de trop lourd, tout bonnement rentrer un trop grand nombre de bûches de bois dans un même voyage vers la cheminée, déplacer un simple pot de fleurs d'un trop grand volume, ou autre... Ayant payé le prix de mon apprentissage des limites à ne pas franchir, je m'impose de prendre garde, même si, parfois, toutes ces restrictions m'exaspèrent.

Si je m'écoutais, parvenue au stade "3" de la maladie, frappée d'une sensibilité cutanée exacerbée, je me laisserais aller à vivre comme vivaient Adam et Ève, comprenez : *"A poils..."* Ce qui m'en empêche, c'est l'impossibilité d'entrer ainsi dans l'espace public.

Dans mes périodes de répit, je me contrains à sortir, ne fusse que pour le plaisir, si légitime pour une femme, d'aller lécher les vitrines des magasins de mode, même si ce qui y figure m'est le plus souvent prohibé. Sans leur faire de publicité, les vitrines dont je parle ne sont pas celles des *galeries farfouillettes*, mais celles de magasins de fantaisies du type *Gammvert, Casa,* etc... Encore que, vu la situation, je ne saurais m'emballer pour *"les boutiques de fringues"* dont je sais que je ne pourrais les porter. Autre distraction, des visites à mes amis. Ce dernier choix m'étant dicté par la réflexion qui me conduit à penser que je dois m'empresser de les voir, car je ne pourrais peut-être plus le faire demain, faute de pouvoir m'habiller sous la contrainte d'une nouvelle crise.

C'est un fait bien établi que la femme ne saurait vivre sans exprimer sa féminité. En ce qui me concerne, j'ai peut-être un peu moins souffert de ce principe, du fait que mon amour du sport et un penchant pour les jeux virils m'a toujours fait apparaitre sous un jour un peu garçon manqué; en matière de sous-vêtements, il m'est souvent arrivé d'user d'un boxer ou d'une brassière. De ce fait, l'obligation de renoncer à des sous-vêtements plus féminins ne m'a pas trop coûté. Cela ne m'empêche pas d'imaginer la désolation des femmes qui, par suite de la maladie, ont été amenées à faire leur deuil de toutes les formes de fanfreluches, en limitant leurs garde-robes à un assortiment que n'auraient pas désavoué leurs Bonne-maman. Dans la pratique, l'idéal est de complètement renoncer aux vêtements intimes. C'est dire le sacrifice.

Au-delà des restrictions vestimentaires, le renoncement porte sur bien d'autres éléments. En exemple, l'interdiction formelle des cires et des crèmes épilatoires, avec pour conséquence le retour à la tondeuse. *"Célébrons la féminité"*... Encore heureux que, l'évolution de la technique aidant, on trouve sur le marché des tondeuses pour femmes. La matière des vêtements est également à l'ordre du jour et, comme je l'ai déjà dit, la seule fantaisie autorisée se réduit au coton pour des patrons extra-larges à coutures fines.

La sensibilité cutanée que développent les individus touchés par la maladie incite à réduire, au maximum, toutes les formes de frictions occasionnées par les besoins vestimentaires. Ma solution pour remédier à ce désagrément : Mettre mes vêtements à l'envers, afin de réduire l'épaisseur des coutures, en supprimant tous les points de pression susceptibles de provoquer des frottements. D'évidence, cela n'aboutit pas à un sommet de l'esthétique, mais c'est beaucoup plus confortable et l'aisance s'en ressent.

L'exigence de suppression des frictions est telle, que toutes les astuces sont bonnes à prendre. Bien sur, le résultat de cette haute couture de cavalerie ne met pas en danger des Jean-Paul Gaultier, Madeleine de Rauch ou Paco Rabanne mais, tablant sur l'originalité du résultat, on pourrait en faire une mode d'avant-garde intitulée *"Design Guenilles",* ou encore, pour les amateurs d'anglicismes : *"Hardes-fashion".*

L'encours de toutes mes vicissitudes fait naître en moi une crainte d'une autre nature ; celle d'une dépersonnalisation où s'engouffre mon ''moi'' menacé de disparition. Je ne voudrais pas devenir une personne aigrie et négative, ennemie de la vie que je prendrais en horreur. J'aimerais ne pas perdre mes capacités de bonne humeur native, et la positivité pour laquelle je me suis toujours battue. En bref, je m'inquiète d'un changement qui ferait de moi quelqu'un d'autre.

De par le monde, il est des gens que l'on torture pour les faire parler contre leur gré sous l'empire de la douleur. Je ne refuse pas de parler, ce livre en est la preuve, mais je subie cependant des tortures qui rendent fous; des tortures qui me rendraient prête à faire n'importe quoi pour les faires cesser. La douleur me rend souvent belliqueuse et je deviens agressive à la moindre contrariété, au grand désarroi de mon entourage. Ce qui étonne, c'est que je retourne contre moi cette agressivité en certaines circonstances. Je n'en donnerai qu'un simple exemple : Lorsque je suis fatiguée ou, quand je traîne ma douleur depuis plusieurs jours, une simple maladresse telle que renverser ma tasse de café me met dans une rage folle qui se termine par des pleurs. Mon émotivité dans ces situations atteint des niveaux inusités; c'est ainsi que visionner un film triste me plonge dans des flots de larmes disproportionnés au regard de la situation. Il m'arrive même de fondre en sanglots quand l'histoire fait mourir un animal. Lorsque je suis dans cet état, je ne me supporte plus; je suis à cran devant l'anomalie d'un comportement qui ne me ressemble pas et que j'exècre de surcroît.

Quand il arrive que mon moral navigue au ras des pâquerettes *(Ce qui se passe quand les crises se multiplient en cascades et que la douleur ne me quitte plus),* je suis visitée par des idées moroses. Je me dis que le mal épouvantable qui m'habite n'aura non seulement plus de fin mais, le temps passant, il va continuer à s'étendre en poursuivant son œuvre de mutilation. Je me surprends alors à anticiper le résultat futur de ce travail de sape, en tentant d'imaginer ce à quoi je ressemblerai dans une quinzaine d'années et l'état dans lequel je vais finir mon existence. Cette projection dans le futur n'est pas difficile en soi. Je me vois de plus en plus *"cicatrisée"* et déformée, soumise à des souffrances physiques et morales faisant de moi une chose informe n'ayant plus rien d'humain, incapable de travailler et d'être aimée. La sombre perspective de ce qui m'attend me traumatise à un point qui me fait visiter par la pensée d'y mettre fin par un recours à des solutions extrêmes.

Ma force cependant, réside dans mon attachement naturel à la vie. Ma famille, mon conjoint, des amis sur lesquels je peux compter, me constituent une force grâce à laquelle j'ai pu, jusqu'à ce jour, résister victorieusement aux assauts destructif de ce fléau qui a nom : *Maladie de Verneuil.* En sera-t-il toujours ainsi ?

Comme tous ceux qui endurent le martyre du mal de Verneuil, je vis dans l'espoir qu'un remède sera bientôt trouvé mais, je crains de me bercer d'illusions dans l'état actuel des choses car, d'apparence, aucune mobilisation ne se dessine dans les milieux spécialisés de la recherche. Une petite lueur cependant se décèle, si l'on tient compte que, voici vingt ans, personne ne parlait de cette maladie et que, depuis quelques temps, son nom apparait ici et là sur internet, dans des journaux, à la télévision, peut être comme les prémices d'un espoir. Il importe que les choses bougent et, pour cela il faut une mobilisation massive de la population, seule capable de secouer les inerties. La maladie de Verneuil a détruit la moitié de mon existence comme celle de millions de mes semblables. Je me complais dans l'utopie qu'un remède sera découvert, qui me permettra de vivre l'autre moitié en poursuivant mon travail et non de finir en paria de la société, réduite à subsister à la charge de mes semblables.

L'espérance de vie s'allonge et la durée de la période active suit proportionnellement. Est-il possible que la masse des gens touchés par la Maladie de Verneuil soit abandonnée à un sort misérable alors que les moyens existent de leur venir en aide par une activation de la recherche ? Les progrès de la biologie sont en mesure aujourd'hui de trouver les solutions. Les compétences existent; il ne manque qu'une volonté et des moyens. Cet engagement attendu des élus n'est pas la réponse à une demande de faveur; elle correspond à un droit qui s'attache à leurs obligations; ils ont le devoir d'y répondre. Il faudrait qu'ils viennent voir les enfants, les jeunes, les femmes et les hommes au corps rongé par un mal qui les couvre de plaies profondes qui fait de la plupart d'entre eux des écorchés vifs au plein sens du terme. Ne pas répondre à leur espoir, vu leur nombre et l'horreur de ce qu'ils endurent, s'apparenterait à un crime con- tre l'humanité qui ferait honte à notre civilisation.

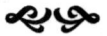

CHAPITRE VIII

La maladie de Verneuil,

Une géhenne prélude à l'enfer

༺ஓ༻

Comment décrire un mal qui se nourrit de la multiplication des douleurs ? La maladie de Verneuil se classe en premier lieu dans les maladies dermatologiques. Trois stades la caractérisent.

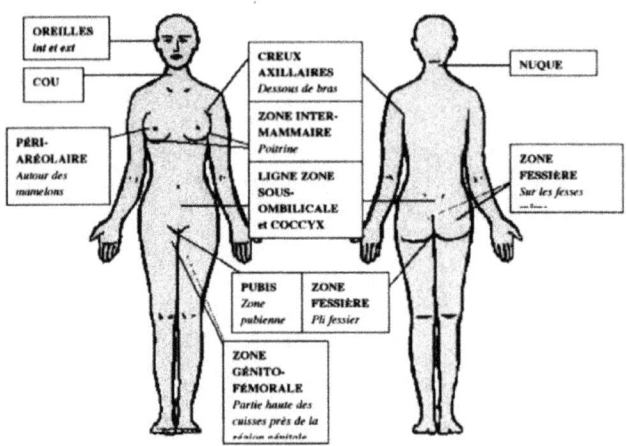

Le premier, le plus répandu, touche 75% des patients, et le dernier, le plus sévère, 1%. Je reviendrai un peu plus tard sur la notion de chiffres. L'agression commence par des nodules rouges, chauds au toucher, parfois suppurant, qui se manifestent

dans la zone des aisselles constituant un lieu privilégié. La région pelvienne, mais aussi le torse, les fesses, l'espace génital, le visage et le cuir chevelu sont également pris pour cibles. Dès le premier stade, les patients présentent des formes variables du mal pouvant générer des lésions allant d'une aire modérée à des zones étendues du corps. Ce qui distingue la maladie de Verneuil d'une simple furonculose, c'est la présence de cordons fibreux interconnectant les lésions. Il s'agit d'une maladie chronique dont le processus évolutif se fait par poussées, lesquelles peuvent se trouver exacerbées par la fatigue, le stress, une infection quelconque et, chez les femmes, le cycle hormonal. Les poussées peuvent devenir permanentes dans les cas les plus extrêmes.

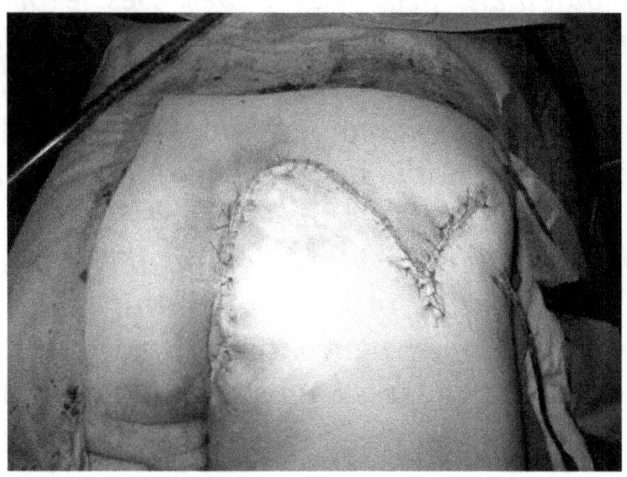

Entre autres séquelles, la maladie peut avoir un impact psychologique, par suite des lésions disgracieuses dont elle marque le corps et parfois le visage. La vie sociale peut s'en trouver profondément affectée.

Comme si l'altération dermatologique ne suffisait pas, celle-ci peut se compliquer de poussées inflammatoires au niveau des articulations qui deviennent alors douloureuses, enflées et chaudes au toucher. Un traitement impératif des rhumatismes consécutifs s'impose, faute de les voir s'aggraver avec le temps, jusqu'à provoquer une détérioration irréversible des articulations, indépendamment des douleurs chroniques.

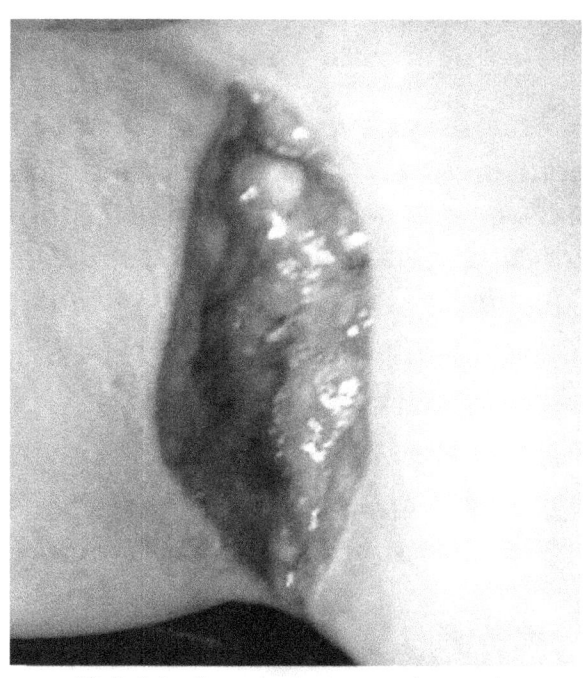

Plaie laissée ouverte pour soins après exérèse d'un abcès de l'aisselle

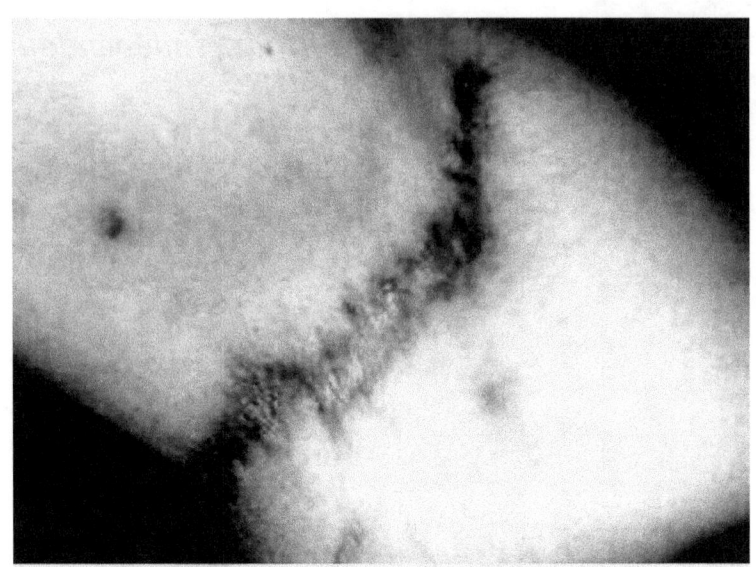
Cicatrisation de l'exérèse d'un abcès de l'aisselle après une période de trois mois

Les causes de la maladie ne sont pas totalement élucidées. Différentes hypothèses sont émises portant sur des perturbations locales du système immunitaire générant une inflammation à l'origine des nodules apparaissant en plus ou moins grand nombre qui, dans les formes les plus sévères, peuvent engendrer de vastes "placards".

Au plan physiologique, il n'est pas aujourd'hui de traitement permettant la guérison de l'affection par suppression des causes. La seule possibilité réside dans une diminution des symptômes par opposition aux agents infectieux qui en sont responsables.

Divers traitements sont proposés, consistant en interventions locales ou de type général par recours à la biothérapie.

Lorsque les nodules deviennent trop consé-

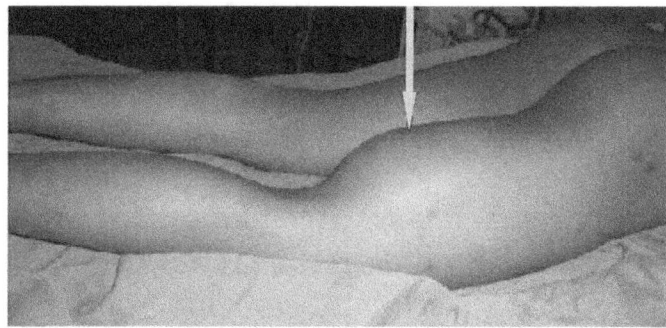

Enorme abcès de la cuisse
en cours de gestation

quents pour être traités par des interventions locales, la seule solution est l'exérèse chirurgicale qui forme l'ultime recours thérapeutique.

Ce qu'il convient de retenir de la maladie de Verneuil :

- Il s'agit d'une maladie cutanée inflammatoire avec complications infectieuses.

- Elle n'est pas contagieuse et, par conséquent sans risques pour les personnes en relation avec le, ou la malade.

- Bien que maladie à caractère génétique, cela n'exclut pas qu'une personne sans antécédents chez ses ascendants connus puisse la subir. En notant cependant que le risque de la contracter soit beaucoup plus élevé dans le cas d'antécédents, compte tenu de l'existence de 35% de formes familiales de la maladie.

Il faut admettre que, dans l'état actuel des choses, il se peut que des périodes de rémissions puissent se constater à la suite des divers traitements: Gélules de zinc, oligoéléments, argile verte... Mais, si l'on peut; dans une certaine limite, "contrôler" l'évolution et le confort du patient avec les piètres moyens dont disposent le monde médical, du type

Antibiothérapie adaptée et ciblée sur les agents infectieux présents dans les lésions, la maladie de Verneuil reste à ce jour classée "incurable".

Que l'on soit ou non atteint par ce mal déprimant, véritable peste que représente la maladie de Verneuil, on ne peut manquer de s'interroger sur les raisons du retard pris par les laboratoires dans la recherche d'un traitement. L'argument habituellement avancé pour justifier l'absence de mobilisation sur les maladies orphelines ne tient pas ici. Les laboratoires n'ayant pas à craindre une absence de retour sur investissement, du fait de l'ampleur du marché évalué à plus de 1% de la population mondiale ; ce qui, en chiffres bruts, donnerait 7,19 Millions de patients. Il convient de noter que les statistiques de référence sont très éloignées de la réalité, en ce sens qu'elles ont été établies en occident à partir des seuls médecins ayant traité la maladie; or, il se trouve qu'une grande partie du corps médical, sans ignorer le mal de Verneuil, semblent s'en être peu préoccupés, avec des difficultés à en faire le diagnostic. Que dire des continents Africain, Hispano-américain, Asiatique et Oriental. Une étude approfondie donnerait certainement des chiffres surprenants. Ces considérations démontrent que le nombre des malades est amplement suffisant pour alimenter un marché, si on aborde le problème au strict plan économique et commercial. Pourquoi, dans ces conditions, les états, si prompts à financer des guerres, ne se mobilisent-ils pas pour stimuler la recherche au lieu de donner la priorité aux armes stratégiques ? Pourquoi nos hommes politiques, nos députés, élus du peuple, ne font-il pas entendre leur voix dans l'hémicycle, dans une préoccupation qui dépasse la simple commisération pour une population qui souffre, mais pour faire valoir son droit à la vie ?

N.B. : Les photos figurant dans ce chapitre ne sont pas des images de l'auteur, mais des documents extraits de dossiers de documentation médicale. Elles illustrent cependant, à l'identique, les souffrances endurées par toutes les victimes du mal. - Je n'ai pas utilisé mes photos personnelles, dont

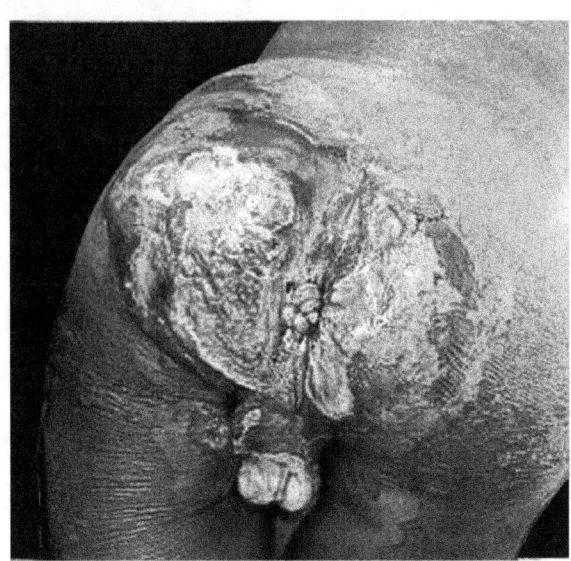

Ravages dans la région fessière
au stade "3" de la maladie de Verneuil

beaucoup sont plus cruelles que celles présentées, dans une retenue de pudeur que j'admets puérile, mais qui me maintient dans l'illusion de la préservation d'une intimité dont la perte m'ôterait mon statut d'être humain, pour faire de moi "un objet".

N'ayant pas prétention à la rédaction d'un traité médical sur la maladie de Verneuil, ou hidrosadénite suppurée pour le monde hospitalier, je n'ai pas éprouvé le besoin d'étendre la présentation photographique des horreurs que représente cette abominable affection. Les quelques images que j'ai jugées indispensables suffiront pour en donner un maigre aperçu ; mon propos étant de *faire prendre conscience des souffrances et du calvaire, endurés par ceux que le mal a touchés.*

A ceux qui veulent les aider, il importe de dire que ce n'est pas de pitié ou de commisération dont ils ont besoin, mais d'un soutien massif de tous pour que le monde de la recherche fasse sont travail en découvrant un remède. La science contemporaine en à la capacité et la solution se situe au niveau d'une mobilisation de moyens. Que l'on me pardonne ce parallèle, mais resterait-on indifférents si on annonçait que des gens sont, chaque jour, crucifiés, et que la fin de leur calvaire n'est qu'une simple question d'argent ? Cela ne manquerait pas d'indigner; c'est pourtant ce qui se passe avec les malheureux livrés au supplice de la maladie de Verneuil...

Parvenue au terme de mon appel, je sens le germe du mal renaitre en moi à cet instant, signal des nouveaux tourments qui m'attendent. Voici deux jours, la MV, qui l'avait épargné jusque-là, s'en ait pris à mon visage. L'envie me vient de plagier les vers admirables de Rosemonde Gérard dans son témoignage d'amour, disant en les déformant à l'image de mes cicatrices:

... Et chaque jour qui vient je souffre davantage, aujourd'hui plus qu'hier, et bien moins que demain...

Doriane GOHAUD

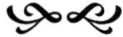

Note du rédacteur :

Dans son prologue, Doriane Gohaud mentionne son appel à la collaboration d'un ami pour la rédaction de son ouvrage. Étant l'ami en question, je pense utile de préciser que ma participation n'a revêtu qu'un caractère technique au niveau de la mise en forme et de l'expression de l'écrit. Le contenu de ce livret, les situations, la douleur, les souffrances, les faits exprimés, les réflexions et les commentaires, sont intégralement extraits des notes rédigées et communiquées par l'auteur, Doriane Gohaud, sur la vie d'enfer que lui impose chaque jour la Maladie de Verneuil. Mon rôle, dans la transcription de son vécu, n'est comparable qu'à ce que la machine à écrire est à l'écrivain. Ce n'est pas la machine qui fait le livre, mais bien celle qui relate l'histoire.

René D. La Planeta

Table des Matières

❦

Dédicace : 5
L'auteur : 7
Prologue : 9
CHAPITRE I 11
   Il était une fois... 11
CHAPITRE II 19
   Un monde d'Extraterrestres 19
CHAPITRE III 29
   La terre des oubliés 29
CHAPITRE IV 41
   Le carrefour du destin... 41
CHAPITRE V 59
   Vivre malgré son mal 59
CHAPITRE VI 82
   Pèlerinage chez les damnés 82
CHAPITRE VII 102
   Demain viendra toujours 102
CHAPITRE VIII 114
   La maladie de Verneuil,..................................... 116
Note du rédacteur : 129

www.ingramcontent.com/pod-product-compliance
Lightning Source LLC
Chambersburg PA
CBHW051716170526
45167CB00002B/677